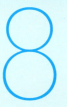
Nursing Canvas Book 8

臨地実習でよく出会う！
看護師国試で問われる！

生体検査
検体検査
看護技術

監修
杉本由香

編集
Nursing Canvas編集室

Gakken

CONTENTS

Part 1　生体検査

超音波検査 ··· 6
超音波検査—しくみと特徴…6／主な超音波検査…6／超音波検査前・中・後のケアのポイント…7

X線検査（単純X線検査／造影X腺検査） ··· 9
X線検査—しくみと特徴…9／主な単純X線検査…10／単純X線検査　正常と異常はどう違う？…10／主な造影X線検査…11／造影剤とは…12／X線検査前・中・後のケアのポイント…13

CT検査 ·· 15
CT検査—しくみと特徴…15／主なCT検査…15／CT検査前・中・後のケアのポイント…16

MRI検査 ·· 18
MRI検査—しくみと特徴…18／主なMRI検査…19／MRI検査前・中・後のケアのポイント…20

核医学検査 ··· 22
核医学検査—しくみと特徴…22／主な核医学検査…23／核医学検査（甲状腺シンチグラフィ）前・中・後のケアのポイント…25

"検査画像"のポイント一覧 ·· 28

心電図検査 ··· 30
モニター心電図検査…30／心電図のチェックフロー…33／モニター心電図でわかる 見逃してはいけない不整脈…34／12誘導心電図検査…37

呼吸機能検査 ·· 40
経皮的動脈血酸素飽和度（SpO_2）測定…40／パルスオキシメーターのしくみと特徴…41／パルスオキシメーターでの測定のポイント…41／酸素解離曲線の見方…42／呼吸機能検査（スパイロメトリー）…43／呼吸機能検査でわかる疾患…44

内視鏡検査 ··· 45
上部消化器内視鏡検査・下部消化器内視鏡検査…45／上部消化器内視鏡検査・下部消化器内視鏡検査のケアのポイント…46／気管支内視鏡検査・喉頭内視鏡検査…48／気管支内視鏡検査・喉頭内視鏡検査のケアのポイント…48／膀胱内視鏡検査…49／膀胱内視鏡検査のケアのポイント…49

眼底検査 ··· 51
眼底検査…51／眼底検査のケアのポイント…52

脳波検査 ··· 53
脳波検査…53／脳波検査のケアのポイント…53

Part 2　検体検査

尿検査 ··· 56
尿検査の種類と目的…56／採尿方法…56／採尿時間…57

便検査 ･･････････ 58
便の性状と疾患…58／便検査の種類と目的…59／便潜血検査における検体の取り扱い…59

血液検査 ･･････････ 60
血液検査の種類と目的…60／採血管内の添加物…61／採血方法…61／検体の保存上の注意…63／検体検査に伴う医療事故防止と安全…64

穿刺液検査 ･･････････ 66
穿刺液の種類と検査の目的…66／胸腔穿刺の検査前・中・後のケアのポイント…67／腹腔穿刺の検査前・中・後のケアのポイント…68／腰椎穿刺の検査前・中・後のケアのポイント…70／骨髄穿刺の検査前・中・後のケアのポイント…71

組織検査（肝生検，腎生検） ･･････････ 74
肝生検と腎生検のポイント…74／肝生検と腎生検の検査前・中・後のケアのポイント…75

検体検査のキーワード ･･････････ 77
「基準値」と「正常値」…77／測定値に影響を与える原因…77

Part 3 看護技術

環境の調整 ･･････････ 80
望ましい病室環境…80

呼吸の管理 ･･････････ 82
酸素吸入…82／酸素ボンベの取り扱い…85／気管内チューブの取り扱い…85／呼吸を安楽にする体位：起座位，ファウラー位…86／体位ドレナージ…87／気管内吸引…87／排痰法…88／胸腔ドレナージ…89

与薬 ･･････････ 94
薬物の種類と取り扱い方法…94／点滴静脈内注射の管理…96／与薬の禁忌…96

経静脈栄養法：中心静脈栄養法〈IVH〉 ･･････････ 99
中心静脈カテーテル挿入の目的…99／中心静脈栄養法の管理…99／中心静脈カテーテル関連血流感染症（CLABSI）…100

創傷管理 ･･････････ 101
創傷の治癒形式…101／創傷の治癒過程…101／褥瘡…103

死後の処置 ･･････････ 109
死後の処置を行うときの注意点…109／死後の処置時の家族に対するケア…112

索引 ･･････････ 114

編集担当：Nursing Canvas編集室，田所 樹
DTP：寺内 由紀
本文イラスト：湯沢 知子，小池 まいこ，日本グラフィックス

Part1 生体検査

Contents

- 超音波検査 ……… p.6
- X線検査(単純X線検査/造影X線検査) ……… p.9
- CT検査 ……… p.15
- MRI検査 ……… p.18
- 核医学検査 ……… p.22
- 心電図検査 ……… p.30
- 呼吸機能検査 … p.40
- 内視鏡検査 ……… p.45
- 眼底検査 ……… p.51
- 脳波検査 ……… p.53
- "検査画像"のポイント一覧 …… p.28

超音波検査

超音波検査のPoint

▶超音波検査(エコー)は，高い振動数の音波を発生させて，その反射や屈曲により体内の臓器の形やかたさなどを算出して画像化する検査である．

▶できるだけ対象臓器に近い場所から，邪魔のない状態でプローブ(探触子)をあてることが重要になるため，患者さんの検査体位や，事前の準備(食物，便，尿などの調整)が大切になる．

▶ 超音波検査—しくみと特徴

- 超音波とは，人間の耳には聞こえない高い振動数をもつ弾性振動波(音波)のことをいう．
- 超音波は，発生させたときに，性質の異なる境界面で反射や屈折をする特徴がある．
- 超音波検査では，このような超音波の特徴を利用し，体内に向けた超音波がさまざまな組織で反射・屈折し，反射の時間から組織の距離を計算し画像化することで，組織の姿を知ることができる．
- 基本的に超音波は液体や固体ではよく伝わり，気体では伝わりにくいのが特徴となる．そのため，超音波検査は液状成分や軟体の描出に優れており，実質臓器である肝臓，胆嚢，膵臓，脾臓，腎臓，膀胱，子宮，心臓，乳房などを描出する能力は高く，逆に空気や骨，脂肪，筋肉などでは超音波は減弱してしまうため，肺や脳の観察には不向きといえる．
- また，皮下脂肪や筋肉の厚い人では内臓の観察が難しいことがある．

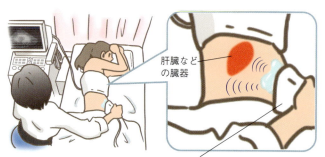

プローブ(探触子)
接触面のさきから扇状に超音波を発し，それぞれの反射の様子を測定する．

■ **超音波画像：肝腫瘍**
正常であれば均一に白くうつるはずが，腫瘍の内部は血液や膿による液体になっているため，黒く見えている．

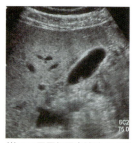

(第101回医師国家試験 G-30)

▶ 主な超音波検査

- 臨床現場でよく行われている超音波検査には，体の部位別にわけると，以下のようなものがある．

腹部超音波検査

検査対象，特徴
- 肝臓，胆嚢，膵臓，腎臓，脾臓などの腹腔内臓器，下腹部臓器の膀胱の状態や腫瘍の有無など．

検査でわかる主な疾患
- 肝炎，脂肪肝，肝硬変，肝腫瘍，胆石，胆嚢ポリープ，膵臓や脾臓の腫瘍，腎臓の嚢胞など．

甲状腺超音波検査

検査対象，特徴
- 甲状腺の大きさや内部の規則（均一）性の確認，腺腫やがんの有無など．

検査でわかる主な疾患
- バセドウ病，慢性甲状腺炎，腺腫様甲状腺腫，濾胞腺腫，がんなど．

心臓超音波検査

検査対象，特徴
- 心臓の大きさ，心筋の厚さや動き，弁の状態など．
- カラードップラーでは血液の流れに逆流や乱れがないかなども調べることができ，弁の状態や中隔の壁を確認できる．

検査でわかる主な疾患
- 心肥大，弁膜症，心筋梗塞．

■ カラードップラー
プローブ（探触子）に近づく血流を赤色で，遠ざかる血流を青色で表示した画像．

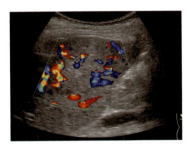
（第105回看護師国家試験 午前31）

乳房超音波検査

検査対象，特徴
- 乳房の腫瘤（しこり）の有無，腫瘤の内部の状態，乳管の拡張像や乳管内病変の有無，腫瘤像を形成しない病変の有無など．
- マンモグラフィ検査（乳房X線検査）と比べると，被曝の心配がなく，また，密度の高い乳腺（若年者など）の描出に役立つ．

検査でわかる主な疾患
- 乳腺症病変，線維腺腫，がん，皮下腫瘤など．

頸動脈超音波検査

検査対象，特徴
- 頸動脈の走行，血管壁の厚さやプラーク（粥腫）の有無
- カラードップラーでは血液の流れ方や血液量などを調べ，全身の血管状態や動脈硬化の程度を予測できる．

検査でわかる主な疾患
- 動脈硬化の程度など．

経腟超音波検査

検査対象，特徴
- 子宮や卵巣など骨盤内の臓器の病変の有無．
- 母指程度の太さの棒状の経腟プローブを腟内に挿入する．

検査でわかる主な疾患
- 子宮筋腫や子宮内膜症，卵巣がんや卵巣嚢腫など．

超音波検査前・中・後のケアのポイント

超音波検査では，検査部位により患者さんの体位が異なります．
違いとその理由を覚えておきましょう．

検査前
- 腹部超音波検査の場合は絶食とする
  - 食後では消化によるガスが発生しやすい
  - 食後は胆嚢が収縮し，観察が困難になる
  - 胃の中の食物により膵臓の観察が困難になる
- 経腹で骨盤内（膀胱，前立腺，子宮，卵巣）を見る超音波検査では，尿が膀胱に充満しているほうが，超音波がよく通り，観察しやすいため，排尿をがまんしてもらい，尿が溜まってから検査を行う
- 膀胱留置カテーテルをしている場合は，クランプしておくため，必要に応じて声かけを行う

検査中

- 検査部位によって体位が異なり，露出する部分も異なる
- 検査中に体位を変えてもらったり，呼吸を止めたりしてもらう場合があるため，必要に応じて声かけを行う

心臓超音波検査時の体位

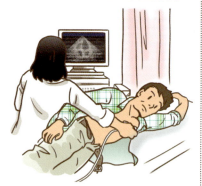

左側臥位にして左手はバンザイ．右手はまっすぐ気をつけの位置に！（心臓が胸壁に密着して，空気が入り込むのを避けることができるため）

腹部超音波検査時の体位

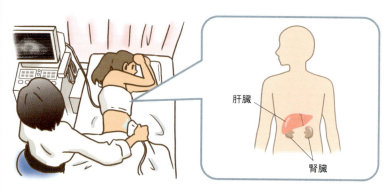

肝臓はやや左側臥位・腎臓は左右側臥位で行うなど，それぞれの臓器にプローブをあてやすい体位で行う

検査後

- とくになし
- 膀胱超音波検査などで排尿をがまんしてもらっていた場合は，検査後には排尿をしてよいことを伝える

解いてみよう！ 関連国試過去問題

第94回 午前58

臓器と超音波検査の前処置との組合わせで正しいのはどれか．
1. 心　臓 ― 運動負荷
2. 胆のう ― 絶　食
3. 子　宮 ― 緩下剤内服
4. 膀　胱 ― 排　尿

正答　2

【解説】
1. 超音波検査では運動負荷は行わない．労作性狭心症の診断を行うときは，運動負荷をかけながら心電図測定を行う．
2. 胆嚢の超音波検査前に食事をすると，胆嚢が収縮し，観察が困難になる．
3. 子宮などの骨盤内臓器の超音波検査で前処置として緩下剤内服は必要ない．緩下剤内服を必要とするのは，下部消化器内視鏡検査である．
4. 膀胱などの骨盤内臓器の超音波検査の場合，尿を充満させて行う．

第100回 午前55

超音波ガイド下で肝生検を受ける患者への説明で適切なのはどれか．
1. 「検査当日は朝から食事ができません」
2. 「肝生検は腰椎麻酔をしてから行います」
3. 「針を刺す瞬間に大きく呼吸をしてください」
4. 「検査後すぐにベッドの脇のポータブルトイレが使えます」

正答　1

【解説】
超音波ガイド下での経皮肝生検は，局所麻酔や鎮静薬，鎮痛薬などを使用し行われる．検査の当日は，禁飲食である．体位は，仰臥位か軽い左側臥位で，右腕を挙上させる．検査中は静止させ，針を刺す瞬間は呼吸を止めるよう指導する．検査後は最低3時間床上安静である．

X線検査（単純X線検査／造影X線検査）

X線検査のPoint

- X線検査は人体に放射線の一種であるX線をあてて，X線が物質を透過する（通り抜ける）性質を利用してできた画像を調べる検査である．
- X線の透過度が高い部分は黒く，透過度が低い部分は白くうつることを理解し，正常像と異常像の比較ができるようにする．
- X線撮影には，一般的な単純X線撮影と，造影剤を使用した造影X線撮影がある．
- 造影X線検査で使う造影剤には，重篤な副作用なども起こりうるため，禁忌事項や注意点をしっかりと把握しておく必要がある．

X線検査―しくみと特徴

- X線は放射線の一種で，物質を透過する性質をもつ．
- X線検査で使用するフィルムはもともと白色であり，X線が照射されることで黒色に変化するしくみになっている．
- X線画像では，X線の透過度が高いものは黒くうつり，透過度が低いものは白くうつっている．そのため，空気の多い肺や腸管のガスは黒くうつり，骨は白くうつる．また，水や脂肪は中間の透過度のため，薄いグレーにうつる．
- 造影X線検査で使われる造影剤は，透過度が低く，白くうつるのが特徴である．

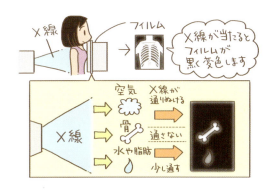

単純X線検査

- 一般的な単純X線画像は，X線照射装置とフィルムの間に身体を置き，フィルムに焼き付けて画像にしている．
- 胸部単純X線画像では，1枚の画像に心臓・肺・大血管がうつるため，患者さんの全身状態の変化がよく把握でき，さらにバイタルサインの変化にも関連するため，看護ケアにもよく活用されている．
- 腹部単純X線画像は，胸部と比べると得られる情報は限られるものの，腹腔内のガスの原因の鑑別や，便の貯留状態などがよくわかる．
- 骨のように透過度の低いものを撮影することが得意であるため，整形外科領域でも骨折など評価するために第一に使われることが多い．

造影X線検査

- 造影X線検査とは，単純X線検査ではうつりにくい体の部分に，造影剤とよばれるX線を吸収する薬剤を注入して撮影する検査である．たとえば，腸管や血管など，空気や血の通り道となる管は，透過度が高く，管自体の動きや重なりもあるため，壁の状態がどうなっているか判読しづらいが，透過度の低い造影剤を注入し，その流れを追うことで，狭窄や穴などを評価することができるようになる．

主な単純X線検査

● 主な単純X線検査には，以下のようなものがある．

頭頸部	骨病変，骨折など	腹部	脊椎，腹部臓器，腹部血管などの疾患
胸部	肺，心臓，横隔膜，大動脈などの疾患	四肢	骨折など

単純X線検査 正常と異常はどう違う？

まずは「正常な単純X線の画像」を頭に入れておくことが大切である．そうすることで異常画像を見たときに，どこに違いがあるのかがわかるようになる．

正常な肺では空気が入っていますので，何色にうつるかといえば「黒色」ですね．

気胸・胸水

右の異常画像では左肺の下側の色が「白っぽいグレー」になっている．このような薄いグレーで，黒色との境界がはっきりしており，境目が水平になっている場合，右画像は立位で撮影され，「左肺に空気と水が存在している」ということがわかる．つまり，気胸と胸水を合併していると判断できる．

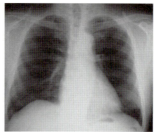 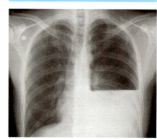

（第103回看護師国家試験追試 午前49）

心拡大（心肥大）

右の異常画像の看護師国家試験問題では「心胸比」を問うている．心胸比は深呼吸時に正面から撮影された胸部X線画像上で計測し，胸郭横径に対する心横径の比率を％で表したもので，正常値は50％未満となる．

左右の画像を見比べると，右の画像は心横径が胸郭横径の半分（50％）以上を占めている．つまり，この画像から「心拡大，または心肥大である」ことがわかる．

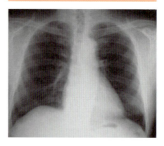 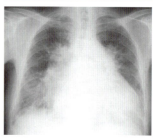

（第104回看護師国家試験 午前29）

イレウス（ニボー像）

右の異常画像では，腸内のガスと腸液の境界線が平坦にうつるニボー像（鏡面像）というものが観察できる．ニボー像（鏡面像）とは，腸内に閉じ込められた腸液が「薄いグレー」に，腸内のガス（空気）が「黒く」三日月のような形にうつることで，腸内の内容物が軽い空気と水様のものとに分離していることを意味している．

なお，立位での撮影で見られ，「イレウス（腸閉塞）」に特徴的な画像である．

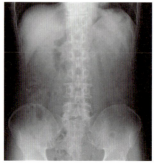 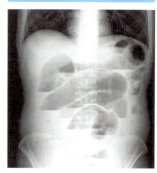

（第104回看護師国家試験 午前38）

主な造影X線検査

●主な造影X線検査には，以下のようなものがある．

上部消化管造影

検査対象，特徴
- 食道，胃，十二指腸までの上部消化管を造影する．
- いわゆるバリウム検査のことで，X線を透過しない硫酸バリウムを飲んで造影し，テレビモニターで観察しながらX線撮影をし，臓器の病変を診断する．

検査でわかる主な疾患
- 食道がん，食道静脈瘤，胃がん，胃ポリープ，食道炎，胃潰瘍，胃炎，十二指腸潰瘍など．

■ **食道の造影**
粘膜に付着したバリウムは白く，空気は黒くうつり，コントラストのはっきりした二重造影となる．消化管の形状に狭窄や周囲の臓器による圧迫，偏位，変形がないか，がんや潰瘍，炎症がないかなど，異常の有無を診断する．

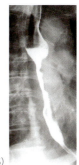

（第103回看護師国家試験追試 午前85）

冠動脈造影

検査対象，特徴
- カテーテルを経皮的に血管に挿入し，造影剤を注入しながらX線撮影をして血管の状態の確認や血管を広げるための治療などを行う．

検査でわかる主な疾患
- 狭心症や心筋梗塞などの虚血性心疾患．

■ **心臓の冠動脈**
狭心症や心筋梗塞などの虚血性心疾患がある場合，冠動脈造影によりX線を透過した画像がモニターにうつし出され，それを見ながら血管の狭窄や閉塞の状態，血管の流れを確認し，必要があれば治療を行う．

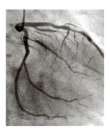

（第104回看護師国家試験 午前79）

注腸造影

検査対象，特徴
- 大腸（直腸・結腸）を造影する．
- 内視鏡検査ではわかりづらい，腸管壁組織のなかの変形や狭窄，腸の屈曲部周辺にある病変など確認するのに適している．

検査でわかる主な疾患
- 大腸がん，潰瘍性大腸炎，大腸結核，大腸ポリープ，クローン病，大腸憩室など．

■ **アップル・コアサイン**
大腸はバリウムによって白くうつり，大腸がんやポリープはバリウムをはじくため，黒くうつる．大腸がんが進行すると腸の内腔が狭くなりリンゴの芯のような形（アップル・コアサイン）が見られる（写真矢印）

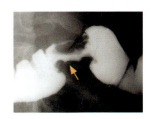

子宮卵管造影

検査対象，特徴
- 子宮口からカテーテルを挿入し，造影剤を流し込み，子宮内腔の状態と両側の卵管疎通性，および卵管から腹腔内への拡散を確認する．

検査でわかる主な疾患
- 子宮奇形，内膜ポリープや筋腫・子宮腺筋症による変形，子宮腔内の癒着，卵管閉塞，卵管留水症などの卵管や子宮周囲の癒着の有無．

膵胆管造影

検査対象，特徴
- 腹部の血管に造影剤を注入し，肝臓や膵臓，腎臓，胆嚢，腸などの腹部臓器の血管の状態をくわしく調べる検査．
- 肝臓がんでは，新生血管から血液が多く供給されるため，そこに造影剤が多く流入することで診断できる．
- 膵臓がんでは，膵臓周囲の血管の流れが悪くなるため，そこに造影剤が流入しにくくなることで診断できる．

検査でわかる主な疾患
- 腹部大動脈瘤，膵臓がん，腎臓がん，肝臓がんなど．

造影剤とは

- 造影剤とは，画像診断検査をよりわかりやすくするために用いる薬剤全体を指す．
- CT検査やMRI検査などで用いられる造影剤は静脈に注射し，血管造影検査ではカテーテルを用いて直接血管内に造影剤を注入する．
- 胃や大腸のバリウム検査など消化管や胆道系の造影検査では，経口，経内視鏡，経肛門などというように，検査の目的とする臓器に対して直接用いられることもある．

■主な造影剤

硫酸バリウム	・食道，胃，腸などの消化管の検査に多く使用される ・消化管に投与する造影剤であり，誤嚥しやすい患者は肺炎を，消化管穿孔の可能性がある患者は腹膜炎をきたす可能性がある ・結腸閉塞の可能性のある患者は経口投与できない場合がある
ヨード造影剤	・CT，血管造影，X線検査で多く使用される ・副作用の種類としては嘔気，嘔吐，かゆみ，蕁麻疹，血圧低下などが多く，重篤なものとしてはショック，心停止，呼吸困難などがある ・ヨードの過敏症では，ショックを起こす場合がある ・甲状腺疾患がある場合は，甲状腺内のヨードの濃度が上昇することで，甲状腺クリーゼを引き起こす可能性がある
MRI用造影剤	**静注造影剤** ・喘息などのアレルギーのある患者，以前にMRI造影剤を使用して副作用のあった患者には使用不可 **経口造影剤** ・胃や腸管に出血や炎症がある患者，鉄過敏症や鉄アレルギーのある患者には使用不可

ヨード造影剤の投与により生命に危険が及ぶため，「ヨードの過敏症」「甲状腺疾患」の患者は造影剤禁忌！と必ず覚えておきましょう．

造影剤は臨床現場で多く使用され，看護師国家試験での出題も多く見られます．副作用も含め，きちんと覚えておきましょう．

■造影剤の副作用

最大の副作用	**アナフィラキシーショック** 血圧低下・徐脈・咽頭浮腫・ 蕁麻疹・悪心・嘔吐・ 頭痛・冷汗・急性腎不全

副作用は発生するタイミングによって「即時性副作用」「遅発性副作用」の2つに分けられる．

即時性副作用
造影剤の投与直後に生じる．多くはかゆみや蕁麻疹，嘔吐，喉の違和感などの軽い症状だが，まれに呼吸困難，ショック，アナフィラキシー様反応などの重篤な症状を生じる場合がある．

遅発性副作用
副作用症状のほとんどが投与後すぐに出現する．しかし，まれに検査後1～2時間から数日後に遅れて出現する場合があり，注意が必要．

副作用が起こりやすくなる要因
①過去に造影剤による副作用を起こしたことがある
②気管支喘息などのアレルギー性疾患
③腎機能低下，糖尿病

■造影剤使用時の注意と禁忌

造影剤使用時の注意点
- 造影剤を使用する場合，禁食になることもある．
- 検査前に水分を摂取すると副作用が少なくなる．
- 造影剤を注入するための血管ラインを確保する．
- ラインは太く，圧がかかってもそれに耐えられるものを選択する．
- 造影剤の注入時に熱感を訴える場合があるため，検査中～検査後には注意して観察を行う．
- 誤って血管外に造影剤が漏れると発赤・疼痛・浮腫・水疱などが見られる．
- 検査後は排泄を促すため飲水を勧める．

X線検査前・中・後の ケアのポイント

とくにX線造影検査では造影剤を注入して行うため、禁忌事項や注意点、造影剤の副作用までしっかり頭に入れておくようにしましょう

	単純X線検査	造影X線検査
検査前	●妊娠の有無を確認しておく．被曝リスクはゼロではないが，診療上の必要があれば妊婦にも検査を施行する場合がある ●ヘアピン，義歯，眼鏡などの金属類，プリント柄の衣服，カイロ，コルセット，湿布，ブラジャーなどは必ず外してもらう 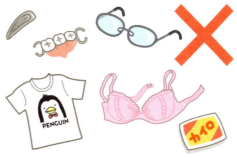 ●撮影する体位によってうつし出される画像が異なるため，立位か仰臥位かなどの体位を確認しておく	●検査前は禁飲食の場合があるため，事前に指示を確認しておく ●造影剤による副作用出現を防止するため，過去の造影剤による副作用歴，アレルギー性疾患の既往，腎機能を確認する ●上部消化管のX線造影検査などでは，前処置として鎮痙薬を注射する
検査中	●撮影時に身体を動かさない ●診療放射線技師の「息を吸って，吐いて，止めて」の指示に従ってもらう ●妊婦の場合は下腹部をプロテクターでカバーする(腹部X線撮影の場合)	●造影剤の副作用が出現しないか，注意して観察を行う
検査後	●とくになし	●造影剤の排泄を促すため，なるべく水分を摂るように説明する ●バリウム検査の場合は，検査後，ただちに緩下剤の内服と水分摂取を促す

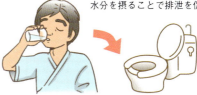

造影剤は尿として排泄されるため，水分を摂ることで排泄を促す

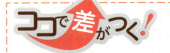

放射線の単位

放射線の単位には，Gy（グレイ），Sv（シーベルト），Bq（ベクレル）があります．

「Gy」は，生体に吸収されるエネルギー量で，医療現場でX線撮影や放射線照射を行う場合の単位として用いられます．

「Sv」は，放射線による人体への影響（がんの発生率上昇や遺伝性の影響）の度合いを表す単位です．

「Bq」は，放射線の強さを表す単位で，1秒間に放射線が何回出るかを表します．

放射線被曝防御の三原則

①遮断する
放射線源に接するときは，必ず遮断器具（移動式プロテクター，コンクリート壁，鉛入り手袋など）を使用する．

②距離をとる
必要以上に患者に近づかない．放射線源からできるだけ距離をとる．被曝量は距離の2乗に反比例する．

③時間を最小限にする
できるだけ短時間のうちに患者のケアをする．被曝量は時間で積み重なっていくため，放射線源との接触時間はできるかぎり短くする．

解いてみよう！　関連国試過去問題

第101回　午後48

上部消化管造影検査を受ける患者への説明で適切なのはどれか．

1. 検査前24時間は絶飲食である．
2. 発泡剤は検査1時間前に内服する．
3. 検査後は緩下薬を服用する．
4. 検査後の白色便は異常である．

正答　3

【解説】
上部消化管造影検査では，上部消化管内を空にしておくため，検査前日の夕食後21時以降は絶飲食となる．胃液の分泌を抑えるために，検査前に抗コリン作動薬が筋肉注射される．検査台に上がってから発泡剤を服用し，続いて造影剤を服用する．造影剤のバリウムは，腸内で硬化しやすいため，検査後は緩下剤を服用し，水分を多めに摂ってバリウムの排泄を促す必要がある．検査後には，白色のバリウム便が排泄されるのが正常である．

第104回　午後55

脳血管造影を行う患者の看護について最も適切なのはどれか．

1. 前日に側頭部の剃毛を行う．
2. 検査30分前まで食事摂取が可能である．
3. 検査中は患者に話しかけない．
4. 穿刺部の末梢側の動脈の拍動を確認する．

正答　4

【解説】
脳血管造影では，総頸動脈や上腕動脈，大腿動脈からカテーテルを挿入し，内頸動脈や椎骨動脈内から造影剤を注入してX線撮影を行うため，側頭部の剃毛は必要ない．カテーテル検査は血栓のリスクが高いため，穿刺部の末梢側の動脈の拍動を確認する．大腿動脈からの刺入では鼠径部の剃毛を行い、足背動脈の拍動を確認する．検査中の嘔吐による誤嚥・窒息予防のため，検査前3〜6時間は禁食とする．脱水による造影剤の副作用を予防するため，検査30分前まで水分摂取は許可する．検査中は，患者に声かけや説明を十分に行う．

CT検査

CT検査のPoint

- CTは，さまざまな角度からX線を照射し，すばやく撮影することで，いろいろな断面像や3D像を一度に取得する装置である．
- 撮影部付近がすっぽりと円形のボア（筒）に入るため，撮影を妨げないように装飾品の確認や体位の調整をすることが重要である．
- CT検査には，一般的な単純CT検査と，造影剤を使用した造影CT撮影がある．
- CT検査で使う造影剤には，重篤な副作用なども起こりうるため，禁忌事項や注意点をしっかりと把握しておく必要がある（p.12参照）．

▶ CT検査—しくみと特徴

- CT（computed tomography，コンピューター断層撮影）とは，X線照射によって得られた断層面を画像コンピューターで処理したものである．
- 体内の組織によるX線吸収の違いを利用して，X線を照射し，身体を通り抜けたX線を検出器で受け取って，さまざまな方向からのX線の値を集積し，コンピューター処理して画像化する．原理はX線画像とほぼ同じと考えてよい．
- いわゆる身体が「輪切り（横断像）」になった状態で画像化されるため，より細かな画像診断が可能になる．
- 現在では，横断像だけでなく，さまざまな方向からの断層撮影が可能なCT装置や，立体的な3D画像を作成することもできるようになっている．
- CT検査には，単純CT検査と造影CT検査がある．造影CT検査は造影X線検査と同様に，うつりにくい体の部分にX線を吸収する造影剤を注入して撮影する検査となる．
- 単純CT検査では，脳内出血や組織の浮腫，骨の形状，肺の異常などを，造影CT検査では，腫瘍や血管の状態などを見ることができる．

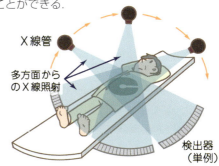

▶ 主なCT検査

- 臨床現場でよく行われているCT検査には，以下のようなものがある．

頭部CT検査

検査対象，特徴

- 頭部をX線撮影し，それをコンピューター処理して，頭蓋骨の中の様子を5mm〜1cm間隔の輪切りにした画像をうつし出す．
- 造影剤を使わずに撮影する「単純撮影」と造影剤を使って撮影する「造影撮影」があり，頭部の場合は単純撮影と造影撮影の両方を行うのが一般的である．

■頭部CT画像

CT画像では，出血のある部位はX線をよく吸収するため，「高吸収域像」とよばれ，白く描出される．

右の画像は硬膜下血腫であり，硬膜とくも膜の間に出血が広がり，三日月状に血腫が形成されている．

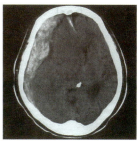

（第101回医師国家試験 C-33）

検査でわかる主な疾患

- 脳の先天性の病気（水頭症など）の診断，外傷による頭蓋内の血腫の大きさや場所，脳腫瘍の大きさや場所，種類，脳血管障害（脳出血，脳梗塞，くも膜下出血など）の場所や障害範囲．

胸部CT検査

検査対象，特徴

- 咳や痰，胸痛などの症状があり，胸部X線検査を行った結果，肺がんなど肺や気管，気管支などの病変が疑われた場合に行われる．
- とくに肺がんの診断には欠かせない．
- 胸膜や肺の生検（組織や臓器の一部を採取して調べる検査）を，CTで病変の部位を確認しながら行う場合もある．

検査でわかる主な疾患

- 肺がん，肺炎，肺結核，肺気腫，気管支拡張症など．

■胸部CT画像

右の画像は，肺がんが疑われる胸部CT画像である．身体を輪切りにして下側から見上げた横断面でうつし出されている．右肺（向かって左側○）の胸膜下に，白い結節像がうつっている．

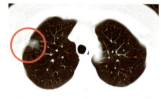

（第107回医師国家試験 E-53）

腹部CT検査

検査対象，特徴

- 腹部の横断面に多方向からX線を照射し，コンピューター処理によって鮮明な横断画面線を描き出す．
- 肝臓や胆嚢，膵臓など内視鏡で観察できない腹部臓器の病変を診断する．

検査でわかる主な疾患

- 肝臓がん，胆道がん，膵臓がんなどの腹部臓器原発の悪性腫瘍の有無，腹部リンパ節への転移の有無など．
- 急激な腹痛に下痢や嘔吐などが伴う急性腹症の原因となる消化管穿孔，胆石，胆嚢炎，膵炎，黄疸，尿路結石，解離性大動脈瘤，膿瘍などの有無．

■腹部CT画像

右の画像は，正常な腹部CT画像である．身体を輪切りにして下側から見上げた横断面でうつし出されている．肝臓の中に見える白い点や線は血管である．

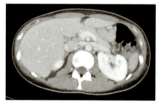

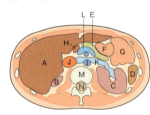

A 肝臓　H 十二指腸
B 右腎　I 大動脈
C 左腎　J 下大静脈
D 脾臓　K 左腎静脈
E 膵臓　L 脾静脈
F 胃　　M 脊椎
G 横行結腸　N 脊髄

CT検査前・中・後のケアのポイント

造影剤を使ったCT検査では，副作用の観察が重要です．どのような場合に副作用の可能性があるのかをしっかり覚えましょう！

検査前

- 検査前1食は禁食とする
- ヘアピン，義歯，眼鏡などの金属類，プリント柄の衣服，カイロ，コルセット，湿布，ブラジャーなどは必ず外してもらう

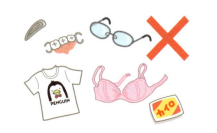

- 造影CTの場合，造影剤による副作用出現を防止するため，過去の造影剤による副作用歴，アレルギー性疾患の既往，腎機能を確認する（p.12参照）

検査中

- 仰臥位になり，身体の力を抜いてリラックスしてもらうように声をかける
  - 頭部CT検査や頸部CT検査では，腕が撮影部位に重なり，うつり込まないように，両腕を腹部の上に置いてもらう
  - 胸部CT検査や腹部CT検査，骨盤CT検査では，腕が撮影部位に重なり，うつり込まないように，両腕を上に挙げてもらう
- 検査中は撮影部位が動かないよう注意して観察する
- 造影剤CTの場合は，造影剤による副作用が出現しないか，注意して観察する

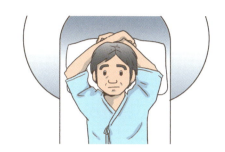

検査後

- 造影CTの場合には，排泄を促すために水分を摂るように説明する
- 造影CTの場合は，造影剤注入部位の止血を確認し，副作用の有無を観察する
- 帰宅後，不快な症状などがある場合は，必ず病院に連絡するように伝える

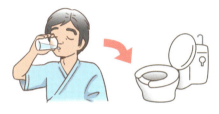

造影剤は尿として排泄されるため，水分を摂ることで排泄を促す

解いてみよう！ 関連国試過去問題

第105回 午前68
頭部CTを右に示す．出血部位について正しいのはどれか．

1. 皮下組織
2. 硬膜外腔
3. くも膜下腔
4. 脳実質内
5. 脳室内

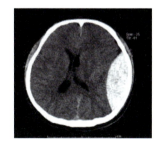

正答 2

【解説】
CT画像では，出血のある部位は高吸収域像とよばれ，白く描出される．
本問題の画像のように，頭蓋骨と脳実質の間に凸レンズ状に出血所見が見られるのは，硬膜外出血による血腫である．
脳表にあまり出血は広がらず，脳実質を圧迫するように出血するため，凸レンズ状となる．
硬膜とくも膜の間の硬膜下の出血では，脳表に広がる三日月状の血腫を認める．
くも膜下腔に出血が広がるくも膜下出血では，脳溝に沿って高吸収域像が描出される．
脳実質内の出血では，出血部位に白い高吸収域像が見られる．
脳室内の出血では，脳室内に白い高吸収域像が見られる．

MRI検査

MRI検査のPoint

- ▶ MRIは大きな磁石のなかに入り、体内の水素原子核の磁気共鳴をもとに、体内の構成を画像化する装置である．
- ▶ 強力な磁場が発生するため、金属製の医療器具、装飾品、体内埋め込み装置等がないか、検査前に確認する必要がある．
- ▶ MRI検査でも造影剤を使用することがあり、その場合は禁忌事項や注意点をきちんと確認しておくことが重要になる（p.12参照）．

▶ MRI検査—しくみと特徴

- MRI（磁気共鳴画像）は、大きな磁石の中に人が入り、これに共鳴した体内の水素原子核からの電波を受信して画像化する診断装置である．
- MRIは、X線検査やCTとは異なり、放射線を使用しないため、被曝の危険性はない．しかし、強力な磁器装置のため、ペースメーカーや金属類の体内埋め込みをしている患者さん（p.21参照）、刺青がある患者さんの場合は検査不可となる場合がある．
- X線検査やCTは骨や空気の影響を受けるが、MRIはそれらの影響は受けないため、鮮明な画像が得られるのも特徴である．
- MRI検査でも、造影剤を使用する場合がある．その場合はMRI用造影剤を使用するが、造影剤による副作用の出現、アレルギー性疾患、腎機能障害がある患者さんは使用不可となる（p.12参照）．

■ MRIの原理（イメージ）

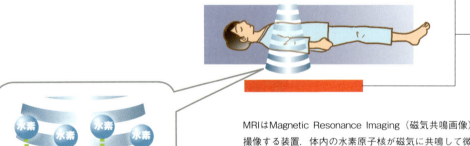

MRIはMagnetic Resonance Imaging（磁気共鳴画像）の名の通り、人体に磁気を当てて撮像する装置．体内の水素原子核が磁気に共鳴して微弱な電波を発生し、MRIはその電波を受信して画像を作成する．

主なMRI検査

- 臨床現場でよく行われているMRI検査には，以下のようなものがある．

頭部MRI検査

検査対象，特徴
- 頭蓋内の断面を画像化し，脳梗塞や脳出血，くも膜下出血などの頭頸部の病変の有無などの診断．

検査でわかる主な疾患
- 脳卒中（脳出血，脳梗塞，くも膜下出血），動脈瘤，動静脈の奇形，多発性硬化症など．
- 特に脳梗塞では発症3時間以内の超急性期に血栓溶解療法が必要だが，発症初期にはCTでははっきりとした虚血の所見が得られないため，MRI検査による診断が行われる．

■頭部MRI
右の画像は，頭部MRIのT1強調像である．T1強調像では脂肪が白く，血液が黒くうつり，解剖学的な構造がわかりやすい．T2強調像では，脂肪が灰色，血液が白くうつるため，出血などの病変がわかりやすい．

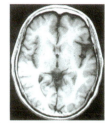

（第99回医師国家試験 D-103）

脊椎・脊髄MRI検査

検査対象，特徴
- 骨内部の状態や関節，椎間板，その周囲の筋肉，腱，靱帯，神経の圧迫の有無の診断．

検査でわかる主な疾患
- 椎間板ヘルニア，脊柱管狭窄症など．

乳腺MRI検査

検査対象，特徴
- 乳房の腫瘍と正常な乳腺組織とを鑑別．

検査でわかる主な疾患
- 乳がん，乳腺症など．

胸部MRI検査

検査対象，特徴
- 肺や心臓，大動脈など，胸部にある臓器の評価．

検査でわかる主な疾患
- 大動脈瘤・大動脈剥離・肺がん・縦隔腫瘍・胸膜病変・結核腫など．

腹部MRI検査

検査対象，特徴
- 主に消化器官系など，みぞおち～臍の間の高さの範囲で撮影．

検査でわかる主な疾患
- 肝臓，胆嚢，胆管，膵臓，脾臓，腎臓，副腎，リンパ節，腹部大動脈，胃・十二指腸などの疾患．

骨盤MRI検査

検査対象，特徴
- 骨盤内にある膀胱，腟，子宮，卵巣，前立腺などの大きさや形状，病変の部位や広がりを診断．

検査でわかる主な疾患
- 男性：前立腺がん，前立腺肥大，膀胱腫瘍など．
  女性：子宮頸がん，子宮体がん，子宮筋腫，卵巣がん，膀胱腫瘍など．

四肢MRI検査

検査対象，特徴
- 手足のうち，主に手首や足首などの関節部を評価するときに有用．

検査でわかる主な疾患
- 手首・足首の複雑な骨折，腱鞘炎，関節リウマチなど．

MRI検査前・中・後のケアのポイント

> MRI検査は強力な磁気を発するため，金属類や金属を含んだものは禁忌です！

検査前

- 造影剤を使用する場合は，副作用出現を防止するため，過去の造影剤による副作用歴，アレルギー性疾患の既往，腎機能を確認する（p.12参照）
- 造影剤を使用する場合は，CT検査と同様に，検査前1食は欠食（最低4時間は欠食）
- 水分の摂取は問題ない
- **ペースメーカーなどの金属類を体内に埋め込んでいないか**，刺青をしていないかを確認する（p.21参照）
- **金属製の車椅子やストレッチャー，酸素ボンベ**等は持ち込まない（p.21参照）
- 以下のものは吸着事故，発熱，熱傷の可能性があり，検査室内に持ち込めないため事前に外してもらう
  - 時計，眼鏡，義歯などの金属類，カイロ，湿布，カラーコンタクト，磁気カード類
- 検査の際は専用の検査着に着がえることが望ましい．しかし，緊急で検査を行う場合は患者さんの私服のままで行うこともあり，その際は金属類を身につけていないことをしっかり確認する

※胎児に対するMRI検査の安全性は確立されていない．原則として妊娠中の場合は検査をしない

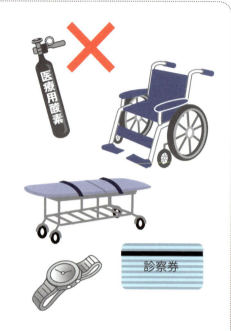

検査中

- 一定の姿勢を保持しての撮像時間が長いため，検査中に痛みなどで動いてしまわないように体位の工夫を行う
- 患者の保温に注意する（高齢者は靴下をはかせるなど）
- 造影剤を使用した場合は，副作用に注意して観察を行う

検査後

- MRIそのものには注意すべきことはないが，造影剤や睡眠薬などを使用した場合は，薬剤の副作用に十分注意する

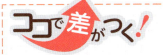

MRI検査に伴う医療事故

MRI検査では強力な磁気が発生するため、検査室内に金属を持ち込んでしまうと、それが患者さんを傷つけ、生命に危険を及ぼす場合がある．実際に、MRI室内の医療事故やヒヤリ・ハットが多数報告されている．

そのため、MRI検査前には必ず、患者さんが、金属や磁気を帯びたものを身につけていないかを確認する．

患者さん自身が身につけているのを忘れていることなどもあるため、ただ声をかけるだけではなく、看護師が注意深くチェックする必要がある．実際に、貼るカイロや、補聴器、体温計を身につけていることに気づかず撮影を行ってしまった事例などが報告されている．

また、身につけたものだけはなく、過去に受けた手術歴などを確認し、体内に金属が挿入されていないかにも注意する必要がある（刺青は、染料に金属質が含まれる可能性から、確認するようになった）．

そして、患者さんだけでなく、MRI室内に入る医療者も同様に、金属を持ち込んではならない．ポケットに入っているペン、ハサミ、PHSなどが磁気に引きつけられて飛び出し、患者さんを傷つけてしまう危険がある．

輸液ポンプや酸素ボンベといった医療機器も持ち込むことができない．MRIの磁気は強力であるため、酸素ボンベなどの大きなものも引きつけてしまう．実際に、酸素ボンベを持ち込んでしまい、検査機器を破損させた事例も報告されている．

もし、MRI室内で患者さんが急変した場合にも、慌てて医療機器を持ち込まず、患者さんを室外に移動させてから処置を行うことを考えたい．

■ MRI検査前に確認すべき金属の挿入物

- 心臓ペースメーカー
- 植込み型除細動器
- 金属製の心臓人工弁
- MRI非対応型脳動脈クリップ
- 人工内耳，人口耳小骨
- 神経刺激装置
- 骨成長刺激装置
- 磁力を使用した義眼・義歯，義足　など

■ MRIの室内に持ち込めない医療機器類

- 車椅子
- ストレッチャー
- ベッド
- 点滴台
- 輸液ポンプ，シリンジポンプ
- 酸素ボンベ
- モニター心電図
- パルスオキシメーター
- 金属針　など

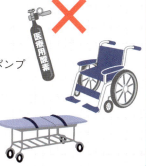

※MRI室内への持ち込みが可能な、非磁性体でできた車椅子、ストレッチャー、パルスオキシメーター、モニターなどもある

核医学検査

核医学検査のPoint

- 核医学検査はごく微量の放射性同位体を含む薬剤を投与して，その放射線を撮影して行う「シンチグラフィ」を基礎とする検査である．
- 放射性同位体は，検査前後ともに放射線を発し続けているため，薬品だけでなく，患者さんの身体や衣服，排泄物等にも留意する．
- 甲状腺シンチグラフィの場合，甲状腺のヨード吸収率を調べる目的があるため，事前にヨードを含む食品を制限する必要がある．

核医学検査―しくみと特徴

- 核医学検査は，「RI検査」「アイソトープ検査」ともよばれていて，ごく微量の放射性同位体（RI：radioisotope）を含む薬剤を用いて検査をする．
- この薬剤は体内に注入されると，特定の臓器（骨や腫瘍など）に集まるようにできていて，一定期間，微弱な放射線を発する．ここで発生した放射線をガンマカメラ（シンチカメラ）という特殊なカメラで体外から測定し，その分布を画像化したものを「シンチグラフィ」という．
- 放射線が発生するため，体内で放射線被曝がある．
- 核医学検査の特徴は，臓器の位置や大きさだけでなく，「働き」がわかる点で，X線造影検査やCT検査などは主に臓器の形の異常をとらえるのに対して，核医学検査は臓器の働き（機能）をとらえ，ほかの検査では見つからない疾患を発見できる．
- 核医学検査は，患者さんへの苦痛や副作用も少ないため，多くの施設で診断に利用されている．
- そのほかに核医学検査では，「SPECT」「PET」による検査もよく行われている．

SPECT (Single Photon Emission Computed Tomography)

- SPECTは，ガンマカメラが体の周りを回転しながら断層撮影する装置のことをいう．
- 画像はカラーグラデーションで表示され，CT検査では表せない血流量や代謝機能の情報が得られる．

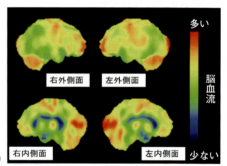

（第109回医師国家試験 D-2）

PET (Positron Emission Tomography)

- PETは，ポジトロン（陽電子）を放出する放射性同位体を用いた高性能の断層撮影する装置のことをいう．
- 画像はカラーグラデーションで表示され，生体内物質の代謝やがん細胞の活動性を評価できる．

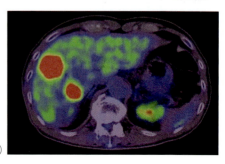

（第105回看護師国家試験 午前37）

ガンマカメラ(シンチカメラ)

- 放射性同位体(RI)を含む薬剤を体内に注入すると,特定の臓器に集まって放射線を発する.発生した放射線をガンマカメラ(シンチカメラ)で測定し,画像化する.

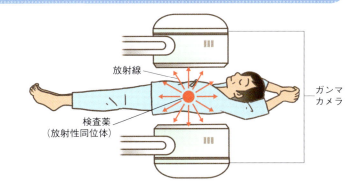

主な核医学検査

核医学検査は,さまざまな臓器ごとに検査方法が開発され,臨床現場で実施されています.

甲状腺シンチグラフィ

検査対象,特徴
- 甲状腺に集積する放射性ヨードを投与することにより甲状腺の位置や大きさ,形態,内部の構造などを知るための検査.
- 甲状腺ヨード摂取率を導き出すことにより,甲状腺機能の評価が可能である.

検査でわかる主な疾患
- 甲状腺がん,バセドウ病,甲状腺機能亢進・低下症,亜急性・無痛性甲状腺炎など.

■ **甲状腺シンチグラフィの画像**

甲状腺シンチグラフィでは,検査薬として放射性ヨードを投与する.ヨードは甲状腺に吸収されるため,甲状腺に集まった検査薬から放射線が発生し,甲状腺が黒くうつる.

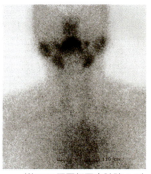

(第105回医師国家試験 A-3)

脳血流シンチグラフィ

検査対象,特徴
- 脳の各部における血流状態や脳の機能を見るための検査.

検査でわかる主な疾患
- 脳血管障害,認知症,てんかんなど.

骨シンチグラフィ

検査対象,特徴
- 骨を作りすぎてしまっていないか(骨造成)を調べる検査で,がんの骨転移の有無を検出するのに利用される.

検査でわかる主な疾患
- がんの骨転移,骨折,骨髄炎,関節炎など.

心筋血流シンチグラフィ

検査対象,特徴
- 心機能を確認することができる検査で,冠状動脈や心筋の中の細い血管などの血流や代謝などを見るための検査.

検査でわかる主な疾患
- 狭心症,心筋梗塞,心肥大,心拡大,心不全,心筋症など.

肺シンチグラフィ（肺血流シンチグラフィ，肺換気シンチグラフィ）

検査対象，特徴
- 肺血流を妨げる血栓の有無や肺換気の状態を調べる検査．
- 肺血流シンチグラフィと肺換気シンチグラフィがある．
  - 肺血流シンチグラフィ：肺動脈血栓塞栓症などの肺動脈の血流障害を調べる．
  - 肺換気シンチグラフィ：肺気腫や慢性気管支炎など慢性的な閉塞性肺疾患患者の呼吸機能を調べる．

検査でわかる主な疾患
- 肺塞栓症，肺気腫，気管支喘息，肺高血圧症，肺がんなど．

■部位ごとの検査薬の投与法と注意点

検査名	検査薬の投与方法	検査前の注意点
脳槽シンチグラフィ	腰椎穿刺	検査前禁飲食
脳血流シンチグラフィ	静脈注射	なし
心筋血流シンチグラフィ	静脈注射	検査前禁飲食
心筋梗塞シンチグラフィ	静脈注射	なし
肺血流シンチグラフィ	静脈注射	なし
肺換気シンチグラフィ	吸入	なし
肝胆道シンチグラフィ	静脈注射	検査前禁飲食
腎シンチグラフィ	静脈注射	なし
骨髄シンチグラフィ	静脈注射	なし
甲状腺シンチグラフィ	ヨードカプセル	1週間前からヨード制限
甲状腺タリウムシンチグラフィ	静脈注射	なし
骨シンチグラフィ	静脈注射	検査直前に排尿を促す
RIアンギオ（血管造影）	静脈注射	なし

核医学検査(甲状腺シンチグラフィ)前・中・後のケアのポイント

> 核医学検査にはさまざま種類があり,それぞれRIの投与方法やそれによる検査時間などが異なります.ここでは,甲状腺シンチグラフィを取り上げて検査前・中・後のケアのポイントについて解説していきましょう!

目的
- 甲状腺に集積する放射性ヨードを投与することにより甲状腺の位置や大きさ,形態,内部の構造などを知る.
- 甲状腺は甲状腺ホルモンの原料としてヨードを吸収するため,ヨード吸収率を導き出すことにより,甲状腺機能を評価する.
- 甲状腺がん,バセドウ病,甲状腺機能亢進・低下症,亜急性・無痛性甲状腺炎などの診断に有用である.

禁忌
- 胎盤から放射性ヨードが通過するため,妊婦あるいは妊娠の可能性がある場合は禁忌.

検査前
- 事前(予約時)に薬剤アレルギーの有無を確認する
- 検査の1週間前からヨード(ヨウ素含有の食品・薬剤)を制限する

  検査前のヨード制限の必要性
  - 甲状腺にヨウ素が集積し,検査用薬剤が体内に取り込まれなくなるのを防ぐため,検査の1週間前からヨードの制限を行う
  - **ヨードを含む食品**には昆布類(だし調味料も含む),わかめ,海苔,ひじき,もずく,寒天などがある
  - ルゴールなどの含嗽薬にもヨウ素剤が含まれているため使用を中止する

- 授乳中の女性に検査を行う場合,母乳に放射性医薬品が分泌されるため,授乳は数時間～数日間中止することを説明する
- 撮影時,検査をする部位にピアスやイヤリング,ネックレスなど金属製のものがあれば外してもらう
- 放射性ヨードをカプセルの内服,または静脈注射によって投与して撮影する

  ヨードカプセルを経口投与する場合
  - 検査の1週間前からヨードの制限を行う
  - 指定日に来院し,ヨードカプセルを内服してもらう
  - 甲状腺シンチグラフィで使用する放射性医薬品は2種類($Na^{123}I$[ヨードカプセル], $^{99m}TcO_4^-$)あるため,事前に確認する
  - $Na^{123}I$を使用する場合は,1回目の撮影まで,3～6時間程度の時間が必要となることがある

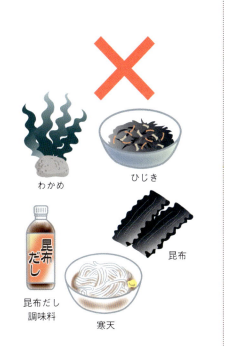

わかめ / ひじき / 昆布 / 昆布だし調味料 / 寒天

形態などを調べる場合
- ヨードカプセルに含まれているヨードが甲状腺に集積するまで3～6時間待つ
- 待機時間終了後，撮影を行う

甲状腺吸収率を調べる場合
- ヨードカプセルを内服してから3時間後に1回目の撮影，24時間後に2回目の撮影を行う

静脈注射施行の場合
- 放射性医薬品を静脈から投与する
- 数十分～数時間経過後，撮影を行う（薬剤によっては2回撮影を行う）

検査中
- 撮影中は身体を動かさない

検査後
- 体内に入った放射性同位体は微量であり，すみやかに尿中に排泄されるので，体内に貯留する心配はないことを説明し，水分摂取を促す

放射性医薬品による被曝の防止

①放射線医薬品から出る放射線
- 遮蔽することで被曝を防ぐ
- 医薬品に触れなければならない場合は，手袋をして短時間のうちに扱う

②放射性医薬品を投与された患者から出る放射線
- 患者を遮蔽することで周囲への拡散を防ぐ

③放射性医薬品を投与された患者の汗，呼気，吐瀉物，排泄物中からの放射線
- 患者に触れている衣服やベッドカバーなどは，投与初期ではすべて放射能汚染していると考える
- 吐瀉物や排泄物の場合は手袋をして短時間のうちに扱う
- 呼気に含まれる放射性同位体は室内全体に広がり，汗や患者との接触物に含まれる放射性同位体の一部も室内中に自然拡散するため，必ず室内換気を行い，室内放射能濃度を安全値に保つ
- 投与後から1～2日間は放射線が排泄されるため，とくに注意が必要
- 接触物は十分な期間病室内で放置し，放射線が減衰してから放射性廃棄物として保管廃棄する

■X線と放射性同位体の違い

	基本的性質	安全管理
X線	・X線は放射線の一種であり，放射線には他にα線，β線，γ線，陽子線，中性子線などがある ・医療機関で使用されているX線はすべてX線発生装置により人工的に作り出されたもので，発生装置の電源を切ればX線も消える	・X線はそれ自体が放射線なので，X線を浴びないようにすることが基本 ・X線発生装置からの距離を十分に取り，X線を遮断することで被曝から身を守ることができる ・発生装置の電源を切れば放射線は消える
放射性同位体	・放射性同位元素は化学物質であり，固体や液体として目で見ることができる ・放射性同位元素が一般の元素と異なる点は，自然に放射線を出すことであり，α線，β線，γ線を放出する	・放射性同位体から放出される放射線による被曝には①放射性医薬品から出る放射線，②放射性医薬品を投与された患者から出る放射線，③放射性医薬品を投与された患者の汗，呼気，吐瀉物，排泄物中からの放射線といった経路が考えられる

知っておこう！

放射線管理区域って？

病院のX線撮影室の壁などに，右図のような標識が貼ってあるのを見たことがあると思います．これは，放射線管理区域であることを示す標識で，患者などが立ち入らないように注意事項を提示し，放射線業務従事者等以外の立ち入りが制限されていることを示しています．

放射線管理区域への入退は，施設の取り決めを順守します．

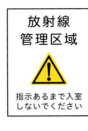
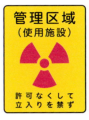

解いてみよう！ 関連国試過去問題

第92回 午前52

甲状腺シンチグラフィの検査前に摂取してはいけないのはどれか．
1. ひじき　　2. ごぼう　　3. レタス　　4. チーズ

正答　1

【解説】
甲状腺シンチグラフィは，放射性ヨードを投与してその吸収率を調べる検査である．検査時に甲状腺にヨードが集積していると検査薬が取り込まれなくなるため，検査の1週間前からヨードを含む食品を制限する．ヨードを含む食品には，ひじき，昆布，わかめなどがある．ごぼうやレタスなどの食物繊維を多く含む食品や，チーズなどの乳製品は注腸造影（下部消化器造影）検査の検査前には制限される．

 ### 内用療法って？

核医学検査と同じように，放射性同位体を含む薬剤を体内に投与して，がん細胞の近くに集積させ，体内からがんへの放射線照射を行う治療法を内用療法といいます．対象疾患は，分化型甲状腺がん，悪性リンパ腫，骨転移，神経内分泌腫瘍などが，現在わが国では治療対象となっています．

内用療法に用いられる放射性同位体は，ほとんどがβ線（または近年ではα線）を放出するものであり，シンチグラフィで用いられるγ線に比べると，物体の透過性が非常に低く，周辺の正常細胞への被曝の影響も低くなっています．

一方で，^{131}I（ヨード-131），^{177}Lu（ルテチウム-177），^{223}Ra（ラジウム-223）などの放射性同位体は，γ線も放出するため，内用療法と同時にシンチグラフィを撮像することが可能ですが，シンチグラフィの検査後と同じように，投与後の一定期間，患者さんの身体や衣服，排泄物などの処理に留意する必要があります．

"検査画像"のポイント一覧

	①超音波検査(エコー)	②-1：単純X線検査	②-2：造影X線検査
特徴	・体内に向けた超音波がさまざまな組織で反射・屈折することによって組織の姿を知る ・空気や骨，脂肪，筋肉などでは超音波は減弱してしまうため，肺や脳の観察には不向き	・1枚の画像に臓器・血管がうつるため全身状態をよく把握でき，バイタルサインの変化にも関連する ・放射線被曝あり ・投影画像のため臓器が重なる部分が見えない	・単純X線検査ではうつりにくい身体の部分にX線を吸収する造影剤を注入し，撮影する検査 ・造影剤を使用する場合，アナフィラキシーショック等の副作用が現れる場合もあるため，十分な注意が必要である
主な検査	・腹部(肝炎，脂肪肝，肝硬変，肝腫瘍，胆石，胆嚢ポリープ，膵臓や脾臓の腫瘍，腎臓の嚢胞など) ・甲状腺(バセドウ病，慢性甲状腺炎，腺腫様甲状腺腫や濾胞腺腫，がんなど) ・乳房(乳腺症病変，がん，皮下腫瘤) ・心臓(心肥大，弁膜症，心筋梗塞など) ・頸動脈(動脈硬化の程度) ・経腟(子宮筋腫，子宮内膜症，卵巣がん，卵巣嚢腫など)	・頭頸部(骨病変，骨折など) ・胸部(肺，心臓，横隔膜，大動脈などの疾患) ・腹部(脊椎，腹部臓器，腹部血管などの疾患) ・四肢(骨折など)	・上部消化管造影(食道がん，食道炎，食道静脈瘤，胃潰瘍，胃がん，胃炎，胃ポリープ，十二指腸潰瘍など) ・注腸造影(大腸がん，大腸ポリープ，潰瘍性大腸炎，クローン病，大腸結核，大腸憩室など) ・冠動脈造影(狭心症，心筋梗塞など) ・子宮卵管造影(子宮奇形，内膜ポリープ，筋腫・子宮腺筋症など) ・膵胆管造影(腹部大動脈瘤，腎動脈瘤，肝臓がん，膵臓がん，腎臓がんなど)
検査前	・腹部の場合は絶食 ・膀胱の場合は排尿を我慢する	・妊娠の有無を確認しておく(診療上の必要があれば，妊婦にも施行) ・ヘアピン，義歯，眼鏡などの金属類，プリント柄の衣服，カイロ，コルセット，湿布，ブラジャーなどは必ず外してもらう ・体位によってうつし出される画像が異なるため，立位か仰臥位かなどの体位を確認しておく	・検査前に禁飲食の場合があるため，事前に指示の確認をしておく ・上部消化管の造影X線検査などでは，前処置として鎮痙薬を注射する ・過去の造影剤による副作用歴，アレルギー性疾患既往，腎機能を確認する
検査中	・息を止めた状態で行う	・撮影時に身体を動かさない ・診療放射線技師の「息を吸って，吐いて，止めて」の指示に従ってもらう ・妊婦の場合は下腹部をプロテクターでカバーする(腹部X線撮影の場合)	・造影剤の副作用が出現しないか，注意して観察を行う
検査後	・とくになし	・とくになし	・造影剤の排泄を促すため，水分を摂るように説明する ・バリウム造影の場合は，緩下剤を内服させ，水分の摂取を促す

③CT検査（コンピューター断層造影）	④MRI検査（磁気共鳴画像）	⑤核医学検査（シンチグラフィ，SPECT，PET）
・X線照射によって得られた断層面を画像コンピュータで処理して画像化 ・単純撮影と造影撮影がある ［単純撮影］ 脳内出血や組織の浮腫，骨の形状，肺の異常など ［造影撮影］ 腫瘍や血管の状態把握など ・X線検査よりも放射線被曝大 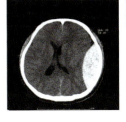	・放射線を使用しないため，放射線被曝の危険はない ・骨や空気の影響は受けない ・ペースメーカーや金属類の体内埋め込み，刺青がある場合は検査できない可能性あり 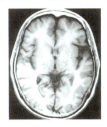	・放射性同位体（RI）で標識された薬剤を体内に投与後，放出される放射線をガンマカメラによって撮影し画像化して薬剤の分布を調べる ・SPECT：ガンマカメラが体の周りを回転しながら断層撮影する装置 　PET：ポジトロン（陽電子）を放出する放射性同位体を用いた高性能の断層撮影する装置 ・放射線被曝あり 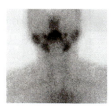
・頭部（水頭症，脳腫瘍，脳血管障害［脳出血，脳梗塞，くも膜下出血］など） ・胸部（肺がん，肺炎，肺結核，肺気腫，気管支拡張症など） ・腹部（肝臓がん，胆道がん，膵臓がん，消化管穿孔，胆石，胆囊炎，膵炎，尿路結石など）	・頭部（脳出血，脳梗塞，くも膜下出血，動脈瘤，動静脈の奇形，多発性硬化症など） ・脊椎・脊髄（椎間板ヘルニア，脊柱管狭窄症など） ・胸部（大動脈瘤・大動脈剥離・肺がん・縦隔腫瘍・胸膜病変・結核腫など） ・乳腺（乳がん，乳腺症など） ・腹部（肝臓，胆囊，胆管，膵臓，腎臓，胃・十二指腸などの疾患） ・骨盤（前立腺がん，子宮頸がん，子宮体がん，子宮筋腫，卵巣がん，膀胱腫瘍など） ・四肢（骨折，腱鞘炎，関節リウマチなど）	・脳血流シンチグラフィ（脳血管障害，認知症，てんかんなど） ・甲状腺シンチグラフィ（甲状腺がん，バセドウ病，甲状腺機能亢進・低下症など） ・心筋血流シンチグラフィ（狭心症，心筋梗塞，心肥大，心拡大，心不全，心筋症など） ・肺血流シンチグラフィ，肺換気シンチグラフィ（肺塞栓症，肺気腫，気管支喘息，肺高血圧症，肺がんなど） ・骨シンチグラフィ（がんの骨転移，骨折，骨髄炎，関節炎など）
・検査前1食は禁食とする ・金属類，プリント柄の衣服，カイロ，コルセット，湿布，ブラジャーなどは必ず外す ・造影CT検査では，過去の造影剤による副作用歴，アレルギー性疾患既往，腎機能を確認する	・過去のアレルギー歴（気管支喘息など），造影剤による副作用歴を聴取 ・造影剤使用の場合はCT検査と同様に，検査前1食は欠食（最低4時間は欠食） ・水分摂取はOK ・金属類，カイロ，湿布，カラーコンタクト，磁気カード類は持ち込まない ・ペースメーカーなどの金属類を体内に埋め込んでいないか確認する	・検査前に禁飲食の場合があるため，事前に指示の確認をしておく ・薬剤アレルギーの有無を確認する ・甲状腺シンチグラフィでは検査の1週間前からヨード（ヨウ素含有の食品・薬剤）を制限する
・検査中は撮影部位が動かないよう注意して観察する ・造影剤の副作用が現れる可能性があるため注意して観察する	・検査中に痛みなどで動いてしまわないように体位の工夫を行う ・患者の保温に注意する（高齢者は靴下をはかせるなど） ・造影剤を使用した場合は，副作用に注意して観察を行う	・撮影中は身体を動かさない
・造影剤を使用した場合には，排泄を促すために水分を摂るように説明する ・造影剤を使用した場合には，注入部位の止血を確認し，副作用の有無を観察する	・造影剤や睡眠薬などを使用した場合は，薬剤の副作用に十分注意する ・造影剤を使用した場合には，排泄を促すために水分を摂るように説明する ・造影剤を使用した場合には，注入部位の止血を確認し，副作用の有無を観察する	・体内に入った放射性同位体は微量であり，すみやかに尿中に排泄されるので，体内に貯留する心配はないことを説明し，水分摂取を促す

心電図検査

心電図検査のPoint

▶ 看護師の業務には診療の補助があり，医師の指示によっては看護師が患者の体表に電極を装着して測定することがある．

▶ 心電図検査には，モニター画面上に常に心電図波形が表示され，24時間継続して患者さんを観察し続けることのできる「モニター心電図検査」がある．

▶ 心臓をさまざまな角度から眺めて，心臓の病気がどこで起きているのかを判断するための「12誘導心電図検査」がある．

▶ 心電図では，「基本的な波形の読み方」と「致死的な不整脈」を覚える．

▶ モニター心電図検査

- モニター心電図は24時間連続で監視することで，患者さんの急な状態変化を早期に発見し，対応するために有用な装置である．
- 異常の有無を察知するためには，常にきれいな波形が得られるような正確な電極の装着が必須となる．
- 心臓は，右心房の洞結節で発生した電気刺激が「刺激伝導系」といわれる経路に沿って流れていくことで，収縮と拡張を規則正しく繰り返す．心電図は，この電気刺激を表したものである．

■心臓の電気的興奮と心電図の関係

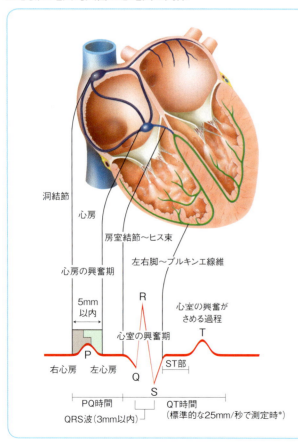

電気による興奮は，**右心房の洞結節**から始まる（**P波**）．洞結節はいわば「心臓の発電所」といえる．

洞結節の基本リズムは60〜70回/分で，自分でこの電気的なリズムを発生させている（**自動能**）．電気が心房内を伝わるのに0.12〜0.20秒かかる（心房が収縮している時間であり，このあいだに心房内の血液を心室に送り込んでいる．**PQ時間**）．心房内の電気は，必ず房室結節を通って心室に伝わる．

心室内に入った電気はヒス束，脚（右脚と左脚），プルキンエ線維という伝導路を通って0.10秒以内に心室全体に伝わる（心室が収縮している時間である．**QRS波**）．電気はさらに，このプルキンエ線維を通りながら，心筋に伝えられていく．

その後，0.40秒以内に興奮がさめる（心室が収縮して弛緩するまでの時間である．**QT時間[間隔]**）．

＊時間をmmの単位で表現しているため（QRS：3mm），場合によっては50mm/秒で測定することもあります．QTはR-R間隔によって変動します．

モニター心電図の電極装着法

- モニター心電図の電極を装着する位置は，**呼吸に影響しない部位や骨上**などが第一選択となる．
- 現在，病院などで標準的に使われている心電図モニターの電極の色は，赤（マイナス極），黄（アース），緑（プラス極）の3色である．

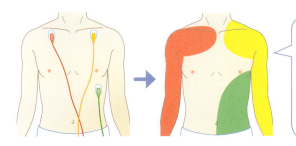

各色の範囲なら波形はほとんど同じですが，筋電図が入りやすいので，なるべく腕や腹部を避けましょう！

コード色	電極装着部位
赤（マイナス極）	・右鎖骨下のくぼみあたり ・除細動のさまたげにならない部位がのぞましい
黄（アース）	・左鎖骨下のくぼみあたり
緑（プラス極）	・左鎖骨中線上で腸骨稜あたり ・除細動のさまたげにならない部位がのぞましい

電気刺激と波形の向きと正常波形

- 電気刺激が最も強いのが「Ⅱ誘導」という種類になり，心臓を中心に，肩の水平方向から時計周りに60°傾けた電流の向きを指す．
- 通常，モニター心電図ではこのⅡ誘導を見る．
- 電極の装着位置を変えれば，別の種類の誘導を見ることもできる．

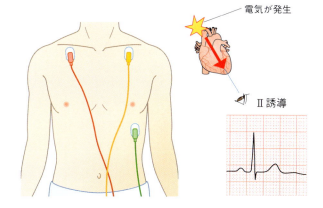

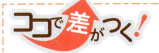

皮膚の観察とケア

まず皮膚が皮脂などの付着や汚染，乾燥していると電気を通しにくくなるため，アルコール綿などで装着部位をきれいに拭いておくことが重要です．

また，患者さんが男性の場合は体毛が多いこともあり，電極が装着できない場合もあるため，体毛が少ない部位に装着するか，または必要性を説明し許可を得たうえで除毛してから装着することも必要となります．

なお，モニター心電図のように継続的に長時間装着していると，電極が剥がれやすくなり，かゆみも伴ってくるため，定期的に電極を交換するだけでなく，常に皮膚の観察を怠らないようにしましょう．

胸部に傷がある患者さんへの電極装着の方法は？

心臓手術後の患者さんの場合は，両肩と左側胸部の位置に電極を貼ります．

黄色（アース）の電極に関しては，傷の部分を避けて貼り付けできればOKですが，患者さんが体位変換した際に当たらないような位置を選択します．

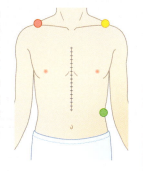

■ 心電図の波と正常時間

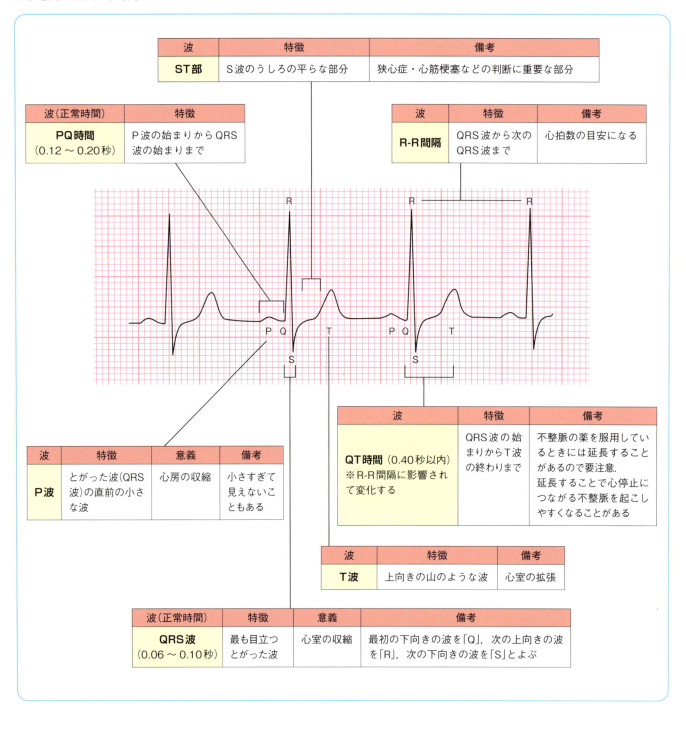

心電図のチェックフロー

- 心電図波形を見ていく場合は，まず心拍数を確認し，次に調律（リズム）を確認する．
- 心電図波形は，向かって左から右の方向に見ていく．
- 波形でいうと，最初に出現する「P波」からまず確認し，次に「QRS波」，そして最後に「T波」の順に見る．
- 「P波→QRS波→T波」という見方をまずは習慣づける．この順番に見ていくことで，正常心電図波形と異なるところがわかり，異常を見逃すことは格段に減る．

■ **心電図のチェックフロー**

1. 心拍数
- R-R間隔の太線1マスに対し，心拍数の目安を300, 150, 100, 75, 60, 50とあてはめていき，何マス分だったかで頻脈傾向か徐脈傾向かを大雑把に把握する
  - ※15mm（3マス）以下で100回/分となるため頻脈
  - ※25mm（5マス）以上で60回/分となるため徐脈

2. 調律（リズム）
- QRS波形が等間隔に配列しているかどうか
- R-R間隔が普通は一定なのに，急にゆっくりになったり速くなったりしていないかなど

3. P波
- 波の有無，形

4. PQ時間
- 0.20秒以内か，0.12秒未満か

5. QRS波
- 形の異常はないか
- 幅の異常はないか

6. ST部
- 上昇しているか
- 下降しているか

7. QT時間
- 0.40秒以内か
- R-R間隔によって補正されたQTc時間を計算します（QTc＝QT／√RR）

8. T波
- 波形に異常はないか

知っておこう！

心電図で使われる方眼紙

- モニターの波形は，通常では1秒間を25mmで表示します．
- 心電図で使われる方眼紙は細線1マス（1mm）のマス目1つが0.04秒間となり，それが5マスで1つの大きな囲み（太線1マス，5mm）になっています．0.04秒間が太線5マス（5mm）分なので，0.04×5で太線1マス（5mm）は0.2秒間となります．
- したがって，QRS波が何mmごとに出現するか（R-R間隔が何mmか）で，大雑把に心拍数を数えることができます．
- 高さは10mmが1mVとなるように設定するのが標準的です．

モニター心電図でわかる 見逃してはいけない不整脈

不整脈の心電図波形

波形のリズムの異常
- 心電図波形においては，「波形のリズム」が最も重要である．
- 波形のリズムが一定でなければ，何らかの問題が起こっている可能性がある．
- 心電図波形のリズムが不整であれば，それは心臓に何らかの問題が生じていることを示す．こうしたリズム不整のことを「不整脈」という．
- リズム不整は，R-R間隔が一定かどうかをまず確認する．間隔が一定でない場合，R-R間隔が「ときどき乱れる」のか「常にバラバラなのか」に注目していく．

■R－R間隔がときどき乱れる例：上室性期外収縮

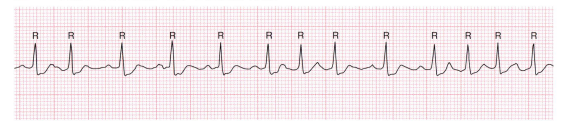

■R-R間隔のリズムが常にバラバラの例：心房細動（基線の小刻みな揺れ：f波も見られる）

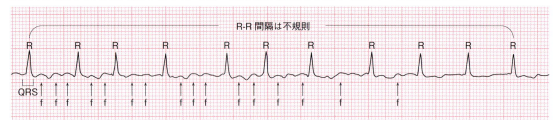

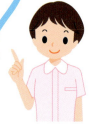

常にリズムがバラバラな場合は，「心房細動」の場合がほとんどです．発作性心房細動の場合，正常なリズムが急に心房細動になっても患者さんは気づかないことがあります．乱れた部分の直前のP波の有無やQRS波の形に注目して判断していきます．

見逃してはいけない！　不整脈

- 臨床現場において，絶対に見逃してはいけない不整脈は，「心室細動」「心静止」「無脈性心室頻拍」「無脈性電気活動（PEA）」の4つ．必ず覚えよう．

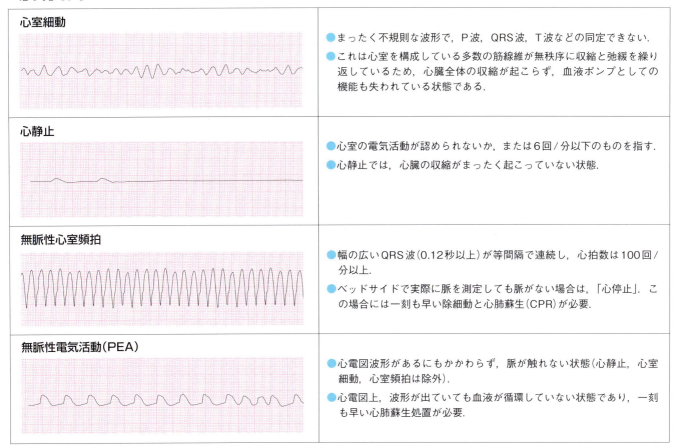

波形からわかる重症不整脈

- 上記のほか，ぜひ覚えておいてほしいのが，①心室性期外収縮（ショート・ラン型，R on T型），②心房細動（頻脈性），③心房粗動，④発作性上室性頻拍，⑤Ⅱ度房室ブロック（モビッツⅡ型），⑥WPW症候群．
- それぞれの波形の形とそれぞれの特徴をしっかり覚えておこう．

①心室性期外収縮

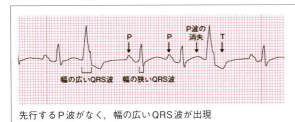

先行するP波がなく，幅の広いQRS波が出現

- 単発の心室性期外収縮は，一般的には狭心症や心不全などの基礎疾患がなければ，良性と考えられる．
- 心室性期外収縮は，原因疾患や助長する要素も多岐にわたり，重症度判定としてLown（ラウン）分類が用いられる．

②心房細動（頻脈性）

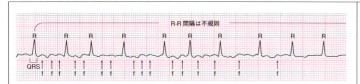

R-R間隔が不規則で，P波はなく，基線に小刻みな揺れ（f波）が出現

- 心房細動は洞結節以外の場所から350回/分以上のリエントリー（興奮回路），または異所性刺激が生じ，心房が無秩序に興奮し，心房全体の収縮がない状態．
- WPW症候群をもつ患者さんでは，心房細動を併発すると血行動態の破綻や心室細動に移行する場合がある．

③心房粗動

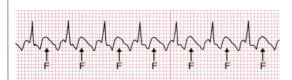

R-R間隔は規則的な場合が多く，P波はない．基線に鋸歯状の波（F波）が出現．

- 心房粗動は，洞結節以外の場所からの刺激が心房内をグルグルと回り，250～300回/分の頻度で規則正しく心房が興奮している状態．
- 基本的には一定の割合で心室に伝導され，伝導比率によって1：1（F波1個に対してQRS波が1個）～4：1（F波4個に対してQRS波が1個）に分けられる．

④発作性上室性頻拍

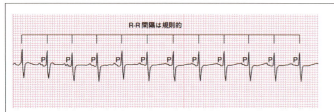

突然始まり，突然終わるR-R間隔の一定の不整脈で，よく見るとQRS波の前，直後，すこし後ろにP波が存在する．

- 発作性上室性頻拍は，心房から房室結節間を起源として興奮が旋回する頻脈性不整脈．
- 突然始まり，突然終わるのが特徴で，規則正しく速い動悸がする．

⑤Ⅱ度房室ブロック（モビッツⅡ型）

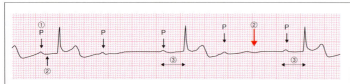

P波は正常に出現している（①）が，QRS波が完全に欠落（②）．

- Ⅱ度房室ブロックは，心房から心室の伝導が時々途切れQRS波が脱落する状態．
- モビッツⅡ型は，PQ間隔が一定のまま，突然にQRS波が脱落するのが特徴（③）．
- Ⅲ度房室ブロックに移行する可能性があり，重症度は高い．

⑥WPW症候群

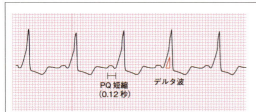

PQ時間が短縮（0.12秒以内）し，デルタ波が出現．
その後，幅の広いQRS波（0.12秒以上）が出現する．

- WPW症候群は，心房細動を起こす可能性がある．
- 心房細動を生じると，副伝導路を通り高頻度に刺激が心室に伝わり，300回/分近いQRS波の幅の広い頻脈となる．
- WPW症候群では，アダムス・ストークス発作を生じたり，心室細動に移行し，突然死の可能性もある．

12誘導心電図検査

- 12誘導心電図とは，心臓をさまざまな角度から眺めて，心臓の病気がどこで起きているのかを判断することができる検査のひとつである．
- 12誘導心電図は，電極をわずか数分間（計測時間は数10秒間）つけるだけで計測が完了するため，簡単で患者さんに苦痛を与えない計測方法として普及している．
- モニター心電図が「それまでと比べて，どこがどのように変化したのか」を確認するものであるのに対して，12誘導心電図は「どの部分がどのような状態になっているのかを，より正確に知るため」にとるものである．

知っておこう！

12誘導心電図の電極装着前の注意点

①患者さんに12誘導心電図検査を行うことを説明する．
②カーテンやドアを閉めて，プライバシーに配慮する．
③露出は必要最小限にする．
④室温調節をして，寒くなりすぎないようにする．
⑤検査中も声かけをし，不安がないようにリラックスしてもらう．

四肢誘導の電極装着部位

- 四肢誘導とは，四肢に4つの電極をつけ，心臓から出ている電気信号を，右手，左手，左足の間の電位の差で見ることである．
- 心臓の電気的活動を観察する誘導法には，「双極肢誘導」と「単極肢誘導」がある．

■ 四肢誘導の電極装着部位と覚え方

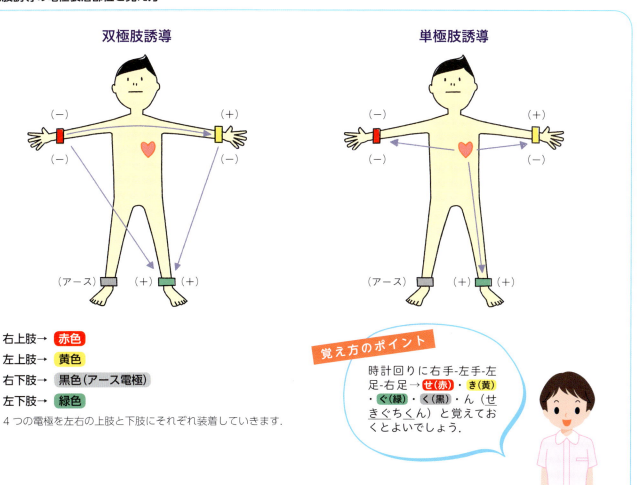

右上肢→ 赤色
左上肢→ 黄色
右下肢→ 黒色（アース電極）
左下肢→ 緑色

4つの電極を左右の上肢と下肢にそれぞれ装着していきます．

覚え方のポイント
時計回りに右手-左手-左足-右足→せ(赤)・き(黄)・ぐ(緑)・く(黒)・ん（せきぐちくん）と覚えておくとよいでしょう．

胸部誘導の電極装着部位

- 胸部誘導とは，胸部の各点の電位の差を見ることで，より心臓に近い部位の電位を測定する．
- 頭文字の「V」は電圧（voltage）で，第4肋間胸骨右縁から順に数字をつけて表している．

■胸部誘導の電極装着部位と覚え方

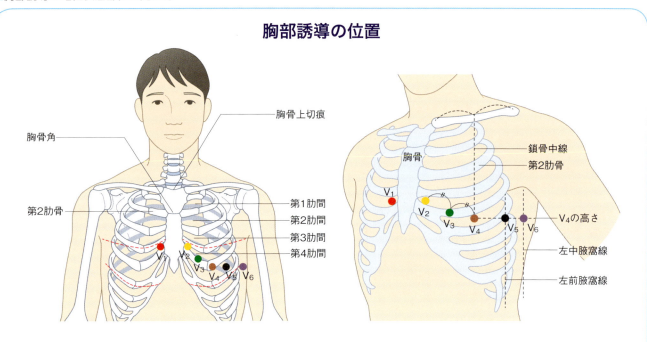

胸部誘導の位置

V_1	赤	第4肋間胸骨右縁
V_2	黄	第4肋間胸骨左縁
V_3	緑	V_2とV_4を結ぶ線上の中央
V_4	茶	左第5肋間と鎖骨中心線の交点
V_5	黒	V_4と同じ高さで前腋窩腺との交点
V_6	紫	V_4と同じ高さで中腋窩腺との交点

※第4肋間を探す場合，胸骨の上にある胸骨角（胸骨の突起部分）が第2肋骨と平行していることから，胸骨角を目安として，第2肋間，第3肋間，第4肋間と順に探る方法もある．

覚え方のポイント

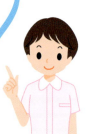

V_1から「せ(赤)V_1・き(黄)V_2・ぐ(緑，グリーン)V_3・ち(茶)V_4・く(黒)V_5・ん(紫)V_6」もしくは「あ(赤)・き(黄)・み(緑)・ちゃん(茶)・国(黒)・試(紫)」と順番に色をゴロ合わせで覚えて装着していくとわかりやすいでしょう．

装着時の注意点

- V_1(赤)とV_2(黄)は，胸骨の左縁と右縁．胸骨の幅は3cm程度なので，広げすぎないこと！
- V_3(緑)はV_2(黄)とV_4(茶)の中点なので，解剖学的な場所が決まっているわけではない．
- V_5(黒)，V_6(紫)は，V_4(茶)と同じ高さ．臥位の患者さんの側面から見るとV_4(茶)から垂直におりてくる線上になる．V_4(茶)にならって第5肋間や第6肋間になるわけではない．

解いてみよう！　関連国試過去問題

第 97 回　午前 39
モニター心電図は規則正しかったが，1分前から図のような波形がみられた．
自覚・他覚症状で考えられるのはどれか．

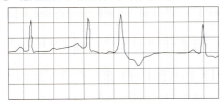

1．めまい　　2．意識消失　　3．脈拍欠損　　4．血圧低下　　　　　　　　　　　　　正答　3

【解説】
3拍目に1～2拍目よりも短い間隔で幅の広いQRSがみられている．心室性期外収縮である．心室性期外収縮では脈がときどき触れなくなり，脈拍欠損がみられる．めまいや意識消失，血圧低下は，心拍出量が減少する心房細動や，完全房室ブロック，心室細動などでみられる．

第 99 回　午後 44
測定中に波形が変わった心電図を示す．考えられるのはどれか．

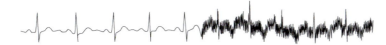

1．心臓ペースメーカーの作動不全　　2．交流波の混入　　3．体位変換　　4．心房細動　　　　正答　2

【解説】
この心電図では高さと幅が一定した規則的な細かい振動がみられている．このような場合は，交流波の混入による交流障害が最も考えられる．交流障害は，皮膚と電極やコードの内部等で接触不良が生じている場合，湿気の多い場合などに生じやすい．

第 104 回　午前 87
心電図を示す．所見として正しいのはどれか．2つ選べ．

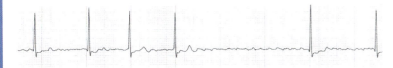

1．R-R 間隔の不整　　2．細動波の出現　　3．QRS 波の消失　　4．ST の上昇　　5．陰性 T 波　　正答　1，2

【解説】
提示された心電図ではR-R間隔が不整であり，基線に細動波（f波）を認める．心房細動の所見である．心房細動がみられる場合，左心房内に血栓が生じやすく，脳塞栓症の原因となりやすい．QRSの消失を認めるのは，完全房室ブロックである．STの上昇は，心筋梗塞の発症直後～数時間にみられる．心筋梗塞発症から2～3日目には上昇していたSTが下降し始めT波が陰性化しはじめ，1～3か月には冠性T波が出現する．

呼吸機能検査

呼吸機能検査のPoint
- 呼吸機能を検査する方法は「経皮的動脈血酸素飽和度（SpO_2）の測定」「呼吸機能検査（スパイロメトリー）」がある．
- 病棟では，バイタルサインの1つとして「SpO_2」を日常的に測定している．

経皮的動脈血酸素飽和度（SpO_2）測定

- 経皮的動脈血酸素飽和度（SpO_2）は，血液中のヘモグロビン（Hb）にどのくらいの酸素分子が結合しているかの割合を示すものである．
- 経皮的動脈血酸素飽和度（SpO_2）は，パルスオキシメーターにより，動脈血採血を行わずに動脈血酸素飽和度（SaO_2）の状態とほぼ同じ数値が得られるため，呼吸管理の重要なモニターとなる．
- **動脈血酸素飽和度**（SaO_2：正常95〜100％）：動脈血中でヘモグロビンが酸素と結合している割合をいう．

S：Saturation（サチュレーション）「飽和度」のS
p：pulse oximeter（パルスオキシメーター）のp
O_2：Oxygen（オキシジェン）「酸素」だからO_2

■ヘモグロビンと酸素の結合

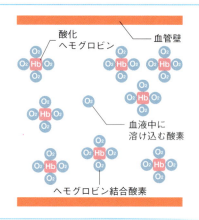

- 酸素分子と結合したHbを酸化ヘモグロビンという．
- 酸素飽和度は"酸素"の"飽和"の度合いなので，酸素分子が最大限Hbと結合できる状態（飽和状態）を100とし，その割合を表したものである．
- Hbは1分子あたり4つの酸素分子と結合する．Hbが1分子に対して，酸素分子が1つ，2つ，3つという結合状態はありえないため，Hb分子は，まったく酸素分子が結合していない状態か，4つの酸素分子が結合している状態である．

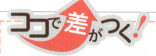

一酸化炭素（CO）中毒の場合，一酸化炭素は酸素よりも強くHbと結合する性質があるため，SpO_2測定は無意味です．

▶ パルスオキシメーターのしくみと特徴

- 指先にパルスオキシメーターを装着し，可視光線と赤外線をあてて，その吸収度をみる．
- Hbは酸素と結合していないときには赤色光を吸収し，酸素と結合しているときには赤色光をあまり吸収しないという特性がある．パルスオキシメーターはそれを利用して，血液中のHbがどれだけ酸素と結合しているか(SpO_2)を測定する．
- パルスオキシメーターによる酸素飽和度(SpO_2)は，最も早く低酸素血症に反応する．

■ パルスオキシメーターの装着としくみ

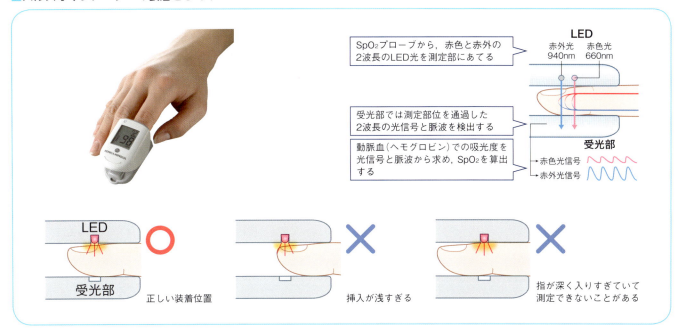

▶ パルスオキシメーターでの測定のポイント

検査前
- 外から光を当てて吸光度を計測するという特性上，センサー部分に日光や照明などが直接当たるような場所は避けるほか，濃い色のマニキュアなどを塗っていると正しい測定ができないため，マニキュアは事前に除去してもらう
- ネームバンドを外す必要はない
- 末梢循環不全がある部位は酸素解離度が上昇して正確な酸素飽和度が測定できないため，パルスオキシメーターの装着は避ける
- 指先で反応が悪い場合は，耳朵(耳たぶ)や鼻先などに装着する

検査中
- 装着による圧迫壊死を防ぐため，継続装着する場合は部位を変える

酸素解離曲線の見方

- 酸素解離曲線は，酸素分圧（PO_2；血液にどのくらいの圧力の酸素が含まれているか）と酸素飽和度（SO_2）の関係を示したものである．
- 縦軸にSO_2，横軸にPO_2（正常80〜100Torr）をとる．
- PO_2が上昇すると酸素の取り込み（Hbへの酸素結合）がしやすくなるため，SO_2も急激に上昇し，ある程度の飽和状態になると酸素の結合が減り，上昇の度合いが緩やかになるためS字状になる．
- つまり，「SO_2はPO_2によって規定」され，「SO_2の値がわかれば，PO_2がどのくらいの値なのか推測することができる」ことを示している．
- $PaCO_2$の増加やアシドーシス，代謝の亢進では多くの酸素を組織に供給するため，Hbからの酸素解離は促進される（酸素解離曲線の青線）．

■ 酸素解離曲線

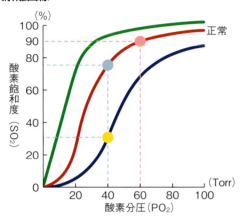

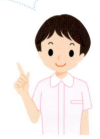

表の「SO_2 90%」に注目してください！これは「PO_2 60Torr」に相当しています（図中の■）．$PO_2 \leq 60$Torrは「呼吸不全（低酸素血症）」と定義され，一般的に酸素療法が適応となります．

■ SO_2とPO_2の変化

SO_2（%）	PO_2（Torr）
98	100
95	80
90	60
75	40

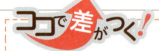

顔色（皮膚の色），唇の色，爪の色の変化（チアノーゼ）

★ **低酸素血症後にみられる現象**で，さらに進行すれば，頻脈や血圧上昇が起こり，不整脈，痙攣，血圧低下，そして心停止に至るため，チアノーゼや頻脈，血圧変動，不整脈などが出現したら，低酸素血症ではないかを確認することが重要です．

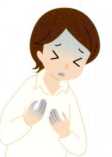

呼吸困難感

★ **呼吸に伴う不快感**で，主観的なものを指します．不安感も呼吸困難感の自覚に影響します．
高度の低酸素血症でも呼吸困難を訴えない場合もあり，SpO_2が正常でも呼吸困難感を訴える場合もあります．

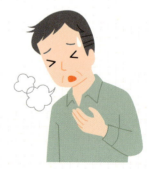

呼吸機能検査（スパイロメトリー）

- 肺に出入りする空気の量を時間軸で記録した曲線をスパイログラム（肺気量分画）という．
- スパイロメーターを用いた呼吸機能検査（スパイロメトリー）で，換気障害の種類を推測できる．

■スパイロメーターでの検査のポイント

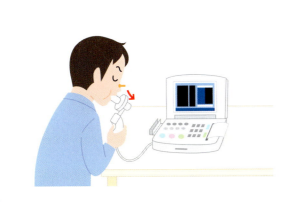

肺活量測定
鼻をノーズクリップで止め，呼吸管を接続したマウスピースを口にくわえ，静かな呼吸を数回繰り返した後，一度大きく息を吐き（最大呼気），次に大きく息を吸い（最大吸気），さらに大きく息を吐く（肺活量）．これを2〜3回繰り返す．

努力肺活量，1秒量の測定
静かな呼吸を2〜3回繰り返してから大きく息を吸い，一気に強い息を全部吐き出す（努力肺活量）．そこから1秒間の呼吸量（1秒量）を測定し，1秒間の呼気率（1秒率）を計算する．

■スパイログラム（肺気量分画）

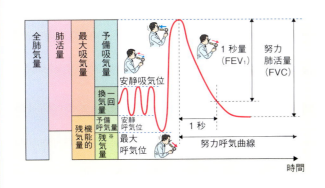

肺活量（VC）：空気を胸いっぱいに吸い込んで，それをすべて吐き出したときにどれだけ多くの空気を吐き出したか

%肺活量（%VC）：身長と体重から算出された予測肺活量（基準値）に対する，実際の肺活量の割合

努力肺活量（FVC）：最大限に息を吸い込み，一気に吐き出した空気の量の変化

1秒量（FEV_1）：最大限に息を吸った状態から一気に息を吐き出したとき，最初の1秒間に吐き出された空気の量

1秒率（$FEV_1\%$）：1秒間に吐き出せる量（1秒量）を肺活量で割り，100を掛けたもの

残気量：息を吐ききった後に肺内に残っている空気の量

呼吸機能検査でわかる疾患

- 肺がふくらまず，空気が入っていかない．同時に肺の中の空気も外に出ていけない．そのため，％肺活量が減少する
  → 拘束性換気障害（間質性肺炎，胸水，気胸など）
- 気道が閉塞している，肺胞がうまく収縮しないなどの原因で息が吐きにくくなり，1秒率が減少する → 閉塞性換気障害（慢性気管支炎，肺気腫など）

■ フローボリューム曲線

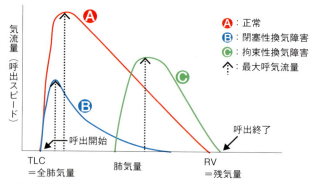

A：正常
B：閉塞性換気障害
C：拘束性換気障害
↑：最大呼気流量

拘束性換気障害では全肺気量が小さくなるため曲線が右にずれる(C)．閉塞性換気障害では呼出スピードがすぐに低下し，多量の空気が肺に残っているにもかかわらず，呼出がゼロになる(B)．

TLC：total lung capacity，全肺気量
RV：residual volume，残気量

■ スパイログラム

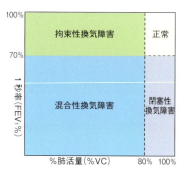

％肺活量が80％未満
→ 拘束性換気障害

1秒率が70％未満
→ 閉塞性換気障害

拘束性換気障害と閉塞性換気障害が併存
→ 混合性換気障害

解いてみよう！ 関連国試過去問題

第99回　午前44
経皮的動脈血酸素飽和度〈SpO_2〉で正しいのはどれか．
1. 末梢の循環状態に影響されない．
2. 動脈血酸素分圧と等しい値になる．
3. 皮膚組織の色が測定値に反映される．
4. 動脈血中の酸素不足を早期発見できる．

正答　4

【解説】
経皮的動脈血酸素飽和度（SpO_2）は，末梢動脈での赤血球中のヘモグロビンと酸素の結合割合を示すものである．末梢で循環不全があれば，動脈血の流入が減少して末梢低酸素となり，ヘモグロビンの酸素放出が促進されるため，SpO_2は低下する．すなわち，SpO_2は末梢動脈の酸素不足を早期発見することができ，末梢の循環状態に影響される．測定値にはヘモグロビンの吸光度が反映される．動脈血酸素分圧とは連動するが，等しい値ではない．例えば，PaO_2 60TorrではSpO_2 90％である．

第101回　午前42
パルスオキシメーターによる経皮的動脈血酸素飽和度〈SpO_2〉測定において，適切なのはどれか．
1. ネームバンドは外して測定する．
2. マニキュアは除去せず測定する．
3. 末梢循環不全のある部位での測定は避ける．
4. 継続して装着する場合は測定部位を変えない．

正答　3

【解説】
経皮的動脈血酸素飽和度（SpO_2）は，動脈血採血を行わずにSaO_2の状態とほぼ同じ数値が得られるため，呼吸管理の重要なモニターとなる．指先にパルスオキシメーターを装着し，可視光線と赤外線をあててその吸収度をみる．ネームバンドを外す必要はない．マニキュアは除去する．末梢循環不全がある部位は，酸素解離度が上昇して正確な酸素飽和度が測定できない．装着による圧迫壊死を防ぐため継続装着する場合は部位を変える．

内視鏡検査

内視鏡検査のPoint

- 内視鏡検査は，先端に小型カメラ(CCD)やレンズを内蔵した太さ1cmほどの管を口，鼻または肛門から挿入して行う検査である．場合によっては治療も行われる．
- 内視鏡の種類は，食道，胃，十二指腸，大腸といった消化管や気管支，喉頭，胸腔，腹腔，膀胱，胆道などがある．

▶ 上部消化管内視鏡検査・下部消化管内視鏡検査

	上部消化管内視鏡検査	下部消化管内視鏡検査
目的	● 食道，胃，十二指腸の内腔の観察と撮影を行い，病変部の組織を採取する目的で行われる． ● 消化器疾患および他疾患の消化器内に及ぼす影響を精査し，確定診断を行う． ● 内視鏡の挿入経路には，経口と経鼻の2種類がある． **内視鏡で観察可能な上部消化管疾患** ①食道： 　食道炎，潰瘍，食道がん，静脈瘤，異物，食道狭窄，憩室 ②胃： 　胃炎，胃潰瘍，胃がん，粘膜下腫瘍，静脈瘤，異物，ポリープ，カルチノイド，憩室 ③十二指腸： 　十二指腸炎，潰瘍，ポリープ，カルチノイド，十二指腸がん，憩室	● 直腸と結腸，一部小腸の観察と撮影を行い，病変部の組織を採取する目的で行われる． ● 消化器疾患および他疾患が大腸におよぼす影響を精査し，確定診断を行う． ● 検査と同時に，大腸ポリープ摘除術を行うこともある． ● 内視鏡の挿入経路は肛門である． **内視鏡で観察可能な下部消化管疾患** 大腸： 　ポリープ，大腸がん，炎症性腸疾患，大腸憩室症，虚血性腸炎など
体位	● 左側臥位で行う 顎を伸ばした状態で左側臥位をとり，スコープが食道まで来たら顎を引く	● 左側臥位で行う

上部消化管内視鏡検査・下部消化管内視鏡検査のケアのポイント

上部消化管内視鏡検査（経口挿入の場合） | 下部消化管内視鏡検査

検査前

- 抗凝固薬や抗血小板薬は，**生検（病変部の組織採取）を行った場合は出血の可能性があるため**原則3日〜1週間前から中止する
- 検査前日の夕食後（検査前6〜8時間）から**絶食**とする（水は少量摂取可能）
- 検査当日の内服は原則禁止→**消化管内腔に薬剤が付着して観察が不十分になるのを防ぐため**
- 消化管活動を抑制させるため，直前に**抗コリン薬**を服用してもらう
- **抗不安薬**を筋肉注射で投与する→とくに検査に対して不安が強い人，初めての人，かつて苦しい思いをした人

【検査前日】
- アルコールの血管拡張作用により，出血しやすくなったり，粘膜の損傷の可能性があるため，アルコール摂取は禁止する

【検査当日】
- 喫煙による血管収縮が生じると，正常な状態が把握できないため，喫煙は禁止する
- 義歯を装着している場合は，外してもらう
- 仰臥位にしてキシロカイン®ビスカスを患者さんの咽頭に3〜5分間溜めてもらい，ゆっくり飲み込んでもらう（施設によっては吐き出してもらうこともある）
- 咽頭麻酔後は唾液を飲み込まないよう指導する

【検査前日】
- 前日は低残渣食とし，21時に十分な量の水とともに下剤を内服してもらう

【検査当日】
- 2L程度の腸管洗浄液（ニフレック®など）を2時間かけて内服し，腸内容物を排出してもらう．排泄物が透明になるのを確認する（便5〜8回）

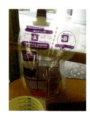 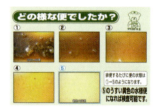

- 肛門が露出できる検査着，ディスポーザブルの下着を着用してもらう

検査中

- 内視鏡挿入時は息を止めてもらう
- 顎を軽く引いてもらい，内視鏡が喉元まで進んだら嚥下運動をしてもらい，噴門部を通過するのを助ける
- 呼吸は鼻で吸い，口から吐くように説明する
- 胃内に空気が注入されたときの曖気（あいき）はできるだけがまんするように声をかける
- 催眠鎮痛薬を服用した場合は，呼吸抑制が生じることがあるので注意して状態を観察する

- 内視鏡の挿入時，力まずに**口呼吸**を行ってもらう
- 腹圧をかけないように，リラックスさせる
- 腹部膨満感や顔色，排ガスの有無を観察する
- 痛みがある場合は，急に体を動かさずに，口頭で伝えるように指導する
- 大腸壁が進展されるため，迷走神経反射で徐脈や血圧低下が生じることがある

検査後
- 検査後1〜2時間飲食禁とする
- 吐き気，腹痛，タール便が生じた場合はただちに連絡・受診するよう説明する
- 気分不快がなければ，食事は摂取可能である
- 生検した場合は，刺激物を避ける
- 腸穿孔による下血の有無を確認する
- 出血が多い場合や痛みが続く場合は，ただちに連絡・受診するように説明する

- 散瞳作用のある抗コリン薬を使用しているため，当日の**車や自転車の運転は禁止**する
- 生検を行った場合は出血予防のために検査後2〜3日はシャワーのみとする
- 内視鏡を介した感染症予防のために，検査ごとに内視鏡は機械洗浄する

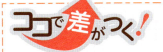

色素散布

★ 内視鏡検査では，各種の色素剤の散布を行う場合があります．これによって，病変の認識，病変の範囲・深達度の評価などがしやすくなります．

★ 色素剤にはさまざまな種類があり，部位や病変によっても使用される色素剤は異なります．
食道：ヨード（ルゴール®），中和剤としてチオ硫酸ナトリウムで検査後に洗い流す
胃：インジゴカルミン
大腸：インジゴカルミン

★ インジゴカルミンを使用した場合，便が青くなることがありますが，心配ないことを患者さんに説明しましょう．

上部消化管内視鏡検査時のトラブル

上部消化管内視鏡検査では，麻酔薬使用によるアレルギー症状の出現がないか注意が必要であり，十分な観察を行うことが重要です．

また，咽頭麻酔薬の誤嚥による呼吸困難を起こしていないか注意して確認を行う必要があります．

下部消化管内視鏡検査時のトラブル

下部消化管内視鏡検査では，内視鏡の挿入・操作に伴い，出血が生じたり穿孔を起こしたりする可能性があります．

患者さんが激しい腹痛や腹部膨満を訴えた場合は，バイタルサインの変化にとくに注意し，医師にすみやかに報告します．

また，検査後に下血が確認された場合も，下血の性状を確認し，すみやかに報告を行いましょう．

気管支内視鏡検査・喉頭内視鏡検査

	気管支内視鏡検査	喉頭内視鏡検査
目的	●病変部位の観察，生検などの検査や，洗浄，治療などの目的で行われる．	●喉頭の直接観察，声帯の観察，嚥下状態の観察（嚥下内視鏡検査）などの目的で行われる．
体位	●仰臥位	●座位から上半身を45°倒した半座位（セミファウラー位）
合併症	●気胸，気管内損傷による出血 ●発熱，低酸素血症　など	●鼻腔内の疼痛，損傷，出血 ●喉頭痙攣，血管迷走神経反射による失神　など

気管支内視鏡検査・喉頭内視鏡検査のケアのポイント

	気管支内視鏡検査	喉頭内視鏡検査
検査前	●血小板数，凝固能を確認し，出血傾向はないかを確認する ●検査直前に前投薬（ペチジン塩酸塩，硫酸アトロピン，ペンタゾシンなど）を投与する ●検査前の飲食は禁止（検査中に緊張のため気分が悪くなり嘔吐してしまう危険性もあるため） ●局所麻酔で行う ●経口挿入の場合は咽頭・喉頭に，経鼻挿入の場合は鼻腔にキシロカイン®スプレーを噴霧する ●キシロカイン®によってショックを起こす場合があるため，事前にキシロカイン®の使用経験を確認しておく必要がある．歯科の麻酔でもキシロカイン®を使うため，歯科治療での経験を尋ねる	
検査中	●口からファイバースコープを挿入する（わが国では経口挿入が標準である） ●心電図，経皮的酸素飽和度（SpO_2），血圧をモニタリングする ●患者さんの顔色，チアノーゼの有無，呼吸状態，頻脈の有無，血圧などの全身状態を観察する	●鼻腔から直径3〜6mmの細いファイバースコープを挿入する ●枕あるいはタオルなどで頭部を安定させる ●内視鏡挿入中，頸部が伸展しないように注意する ●通常は，20分程度で終了する
検査後	●出血の有無，バイタルサイン，呼吸状態（呼吸音，呼吸困難の有無，SpO_2）を確認する ●安静の必要性を説明し，安静を保つ	●検査終了後は30〜60分間，ベッドで安静後帰宅できる
	●咽頭，喉頭粘膜の表面麻酔によって咽頭蓋が麻痺しているため，誤嚥防止のために検査終了後2時間は飲食を避ける	

膀胱内視鏡検査

膀胱内視鏡検査

目的	●尿道から内視鏡を挿入し，尿道口から尿道，前立腺部，膀胱頸部，膀胱内の形態，粘膜の変化，結石・腫瘍の有無・形態などの観察，病理検査のための組織片の採取などの目的で行われる． 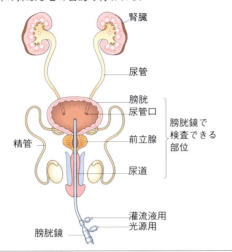	体位	●載石位を取り，下半身を露出するため，バスタオルを使用し，プライバシーの保持に努める． ●載石位で行うため，大腿部骨折による人工関節手術の既往や脱臼，骨折治療の有無を確認する． 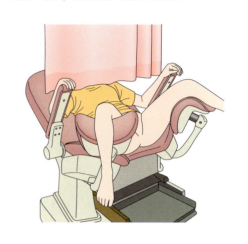

膀胱内視鏡検査のケアのポイント

検査前
- 検査直前に，患者さんに排尿を促す
- 検査前の飲食にはとくに制限はないが，検査中に緊張のため気分が悪くなり嘔吐の危険性もあるため，直前の飲食は避ける
- 下半身のみ脱衣して診察台に乗る
- 羞恥心への配慮と保温のため，バスタオルやタオルケットなどを上半身に掛ける
- 寒いときには，下肢にもそれぞれバスタオルやタオルケットを巻く
- 医師が尿道口を消毒し，尿道麻酔薬を注入する（**局所麻酔**）

検査中
- 医師がシリコンチューブを挿入し，残尿を確認して膀胱を洗浄する．その後，生理的食塩水を約100mL膀胱内に注入した後，チューブを抜去し，膀胱内視鏡を挿入して観察を行う
- 看護師は患者さんの側に立ち，適宜声かけを行いながら，患者さんの顔色・表情などから不快感や痛みの有無を観察する
- ゆったりした口呼吸を心がけるよう，患者さんに促す

検査後
- 検査終了後は，1回の排尿量，排尿の間隔，肉眼的血尿，排尿時痛，残尿感の有無などを確認する
- 検査後は，安静や飲食などの制限はない
- とくに問題がなければ，なるべく水分を摂取するように説明する
- 血尿や排尿時痛，残尿感などの症状が出たときはすぐに知らせるよう指導する
- 検査直後からシャワー浴が可能である

解いてみよう！ 関連国試過去問題

第100回 午前46
65歳の男性のAさんは上部消化管の内視鏡検査を受ける際，抗コリン薬を投与された．
看護師がAさんに行う説明で適切なのはどれか．
1. 検査直後から自動車を運転して帰宅できる．
2. 検査終了後の半日は飲食を禁止する．
3. 排尿困難を生じる可能性がある．
4. 腹痛が強くても下血がなければ様子をみる．

正答　3

【解説】
抗コリン薬の副作用には，口渇，便秘，排尿障害，眠気，散瞳・目のかすみなど視機能調節障害，食欲不振，胃部不快感，動悸，不整脈，緑内障の悪化などがある．眠気や視機能調節障害があるため，内服直後の車の運転は危険である．通常検査終了後1時間後より飲食可能である．腹痛が強い場合はただちに連絡するように指導する．

第102回 午後84
大腸内視鏡検査について正しいのはどれか．2つ選べ．
1. 検査前日の朝から絶食とする．
2. 腸管洗浄液は6時間かけて内服する．
3. 迷走神経反射によって血圧が低下する可能性がある．
4. 検査後に嚥下障害を生じる可能性がある．
5. 検査後に下血の有無を観察する．

正答　3, 5

【解説】
大腸内視鏡検査では，前日の夕食より低残渣食となり，当日朝6時に腸管洗浄液（ニフレックなど）2Lを2時間かけて内服する．検査中の偶発症としては，大腸壁を伸展することで大腸に分布する迷走神経が刺激され，迷走神経の反射としての徐脈，血圧低下などが生じることがある．上部消化管内視鏡と異なり咽頭麻酔を行わないため，検査後に嚥下障害は生じない．直腸穿孔が生じる可能性があるため，検査後には下血の有無を観察する．

第99回 午後52
気管支鏡検査で正しいのはどれか．
1. 検査の4時間前まで飲水は可能である．
2. 咽喉頭麻酔は上部消化管内視鏡と同様に行う．
3. 前投薬として鎮咳薬を投与する．
4. 検査中に問題がなければ合併症の発症はない．

正答　1

【解説】
一般的には検査前の1食を禁食とし，飲水は検査前2時間前まで可能である．したがって，検査の4時間前の飲水は可能である．麻酔は，咽頭麻酔のほか喉頭麻酔が必要である．経鼻挿入の場合は，鼻腔内もキシロカイン®スプレー噴霧による麻酔を行う．前投薬は，気道内分泌物を抑えるために硫酸アトロピンが使用されるほか，鎮痛を目的としてペンタゾシンやペチジン塩酸塩が用いられる．検査中に異常がなくとも検査後に組織採取部からの出血や，気胸などの合併症が生じる可能性があるため，検査後2時間は絶飲絶食にして，一般状態の観察を行う．

第103回 午後52
Aさん（42歳，男性）は，血尿を主訴に泌尿器科を受診した．診察の結果，Aさんは膀胱鏡検査を受けることになった．Aさんへの検査についての説明で適切なのはどれか．
1. 「入院が必要です」
2. 「前日は夕食を食べないでください」
3. 「局所麻酔で行います」
4. 「終了後は水分の摂取を控えてください」

正答　3

【解説】
膀胱鏡検査は，膀胱癌を疑う場合，膀胱結石や尿道狭窄を確認する場合に用いられる．患者の痛みに対する不安や羞恥心に配慮して検査前説明を行う．検査は局所麻酔で行われる．前日の夕食を禁止する必要はない．検査前の飲水制限はとくにない．治療薬の内服も，医師による中止の指示がない限り中止する必要はない．所要時間は30分程度で日帰りできる．検査後は，なるべく水分を摂取して排尿を促すように指導する．

眼底検査

眼底検査のPoint
▶眼底検査は，瞳孔から眼底カメラや眼底鏡を用いてレンズを通し，眼底の状態を直視する検査である．とくに眼底動脈を中心とする眼底の血管は人体の内部で唯一直視することができるため，動脈硬化など，生活習慣病の観察としても重要である．

▶ 眼底検査

- 眼底の血管・網膜・視神経を観察して，網膜剥離や眼底出血，緑内障などの病変を診断する目的で行われる．
- 眼底検査では，**抗コリン作用**のある散瞳薬を用いて瞳孔を散大させ，眼底カメラや眼底鏡を用いてレンズを通して眼底を観察する（抗コリン作用のため薬の効果が持続している3〜6時間は，焦点を合わせられず目がかすむため，物がはっきり見えなくなる）．

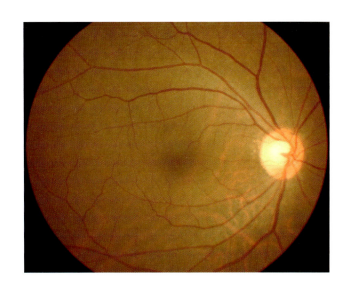

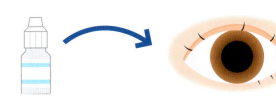

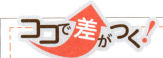

コリン作動薬と抗コリン薬

"チグミン"とつくのはコリン作動薬で，"トロピ"とつくのは抗コリン薬です．

	副交感神経作動薬	作用	副作用
コリン作動薬	アセチルコリン ネオスチグミン フィゾスチグミン ピロカルピン	血管拡張，血圧効果，徐脈，腸蠕動・分泌亢進，瞳孔収縮	流涎，悪心・嘔吐，下痢，流涙，筋麻痺，興奮
抗コリン薬	アトロピン，トロピカミド ブチルスコポラミン トリヘキシフェニジル	心拍数増加，腺分泌抑制，散瞳，平滑筋緊張低下	口渇，緑内障の悪化 頻脈，尿閉 眼のかすみ・羞明*

*羞明：通常の光量でまぶしさや不快感や痛みを感じること

眼底検査のケアのポイント

検査前
- 飲食の制限はない
- 散瞳薬を点眼後は，物がはっきり見えなくなるため検査室まで患者さんを誘導する

検査中
- 検査機械に顎を乗せ，ディスプレイに映し出された十字マークの光を見るように伝える
- 写真を撮る数秒間だけまばたきを止めるように声をかける

検査後
- 抗コリン作用のある散瞳薬を使用しているため，車や自転車の運転は，検査直後は禁止する
- 散瞳薬使用後に，抗コリン作用で口渇を感じる可能性があるため，十分な水分摂取を促す
- 食事制限は，とくにない
- 検査後，入浴を制限する必要はない

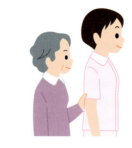
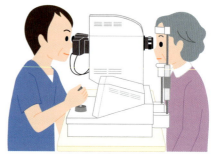

解いてみよう！ 関連国試過去問題

第104回　午前51

眼底検査の前処置で散瞳薬を点眼する際の看護で適切なのはどれか．
1. 白内障の既往の有無を確認する．
2. 羞明が強くなると説明する．
3. 散瞳薬による症状は30分程度で消失すると説明する．
4. 眼を閉じた状態で検査室に誘導する．

正答　2

【解説】
眼底検査の前処置で散瞳薬を点眼した場合は，瞳孔が散大しているため，入光量が調節できず羞明が強くなると説明する必要がある．羞明は，まぶしさを異常に強く感じ，不快感や痛みを伴う状態である．眼底検査は緑内障で行われる．散瞳薬の作用は3～6時間継続するので，その間は車の運転はしないように説明する必要がある．羞明があっても閉眼してしまうと歩行の不安が強まるため，開眼した状態で検査室に誘導する．

脳波検査

脳波検査のPoint
▶脳波は，神経細胞内に発生した電流が引き起こす，電位の時間的変化による波形，波形分布，左右差を測定する．

▶ 脳波検査

- 記録された脳波の種類と程度から，脳の異常による意識障害の診断，てんかんの診断などをすることを目的で行われる．
- 脳死判定としても有効である．脳死の場合，脳波は平坦となる．

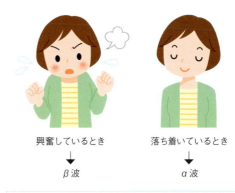

興奮しているとき　　落ち着いているとき
↓　　　　　　　　　↓
β波　　　　　　　　α波

脳波の取り方
- 脳の活動に伴って生じる微小な電位差を頭部につけた電極でとらえて増幅，波形として記録する．
- 脳波はβ（ベータ）波，α（アルファ）波，θ（シータ）波，δ（デルタ）波の4つに分類される．
- 成人の場合，興奮時にはβ波，落ち着いているときにはα波，深い瞑想状態やうとうとまどろんでいるときはθ波，熟睡時にはδ波が確認される．
- 脳波検査は60～90分程度の時間を要するが，痛みなどはない．

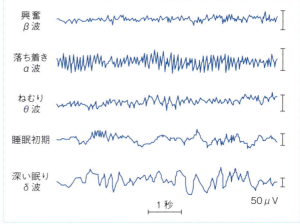

▶ 脳波検査のケアのポイント

検査前
- 検査前は洗髪を済ませ，やや寝不足の状態で臨んでも問題ないことを説明する（睡眠時の状態を把握することができるため）
- 検査前に排尿を済ませてもらう
- 頭部および上肢から手指の汗や皮脂を除去し，専用の糊を用いて電極を装着する．頭皮，耳介，左右の手に計24個の電極を装着する
- ベッドに横になった状態で軽く目を閉じてもらう
- 小児で検査時に睡眠薬を使用する場合は，検査施行の1時間前に来院してもらう

- **検査中**
  - 記録中は深呼吸，開閉眼，光の点滅を数分程度繰り返す
  - 検査中は患者さんが眠っても構わない
- **検査後**
  - 電極を外して異常の有無を観察して終了する．とくに制限することはない
  - 睡眠薬を使用しているときはふらつきや転倒に注意が必要

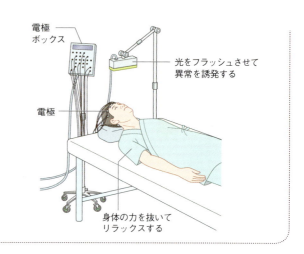

■ 脳波電極の装着（国際10-20 電極配置法）

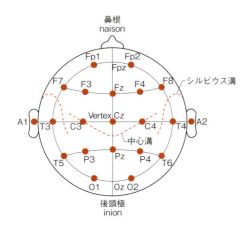
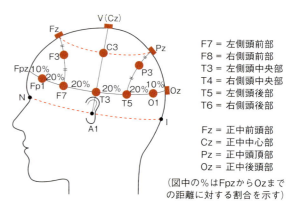

Fp1 = 左前頭極部
Fp2 = 右前頭極部
F3 = 左前頭部
F4 = 右前頭部
C3 = 左中心部
C4 = 右中心部
P3 = 左頭頂部
P4 = 右頭頂部
O1 = 左後頭部
O2 = 右後頭部
A1 = 左耳朶
A2 = 右耳朶

F7 = 左側頭前部
F8 = 右側頭前部
T3 = 左側頭中央部
T4 = 右側頭中央部
T5 = 左側頭後部
T6 = 右側頭後部
Fz = 正中前頭部
Cz = 正中中心部
Pz = 正中頭頂部
Oz = 正中後頭部

（図中の%はFpzからOzまでの距離に対する割合を示す）

厚生省厚生科学研究費特別研究事業
「脳死判定手順に関する研究班」編著：法的脳死判定マニュアル平成11年度報告書．p.24，日本医事新報社，1999．より一部改変

脳波の正常と異常
- 覚醒時にδ波やθ波が出現する場合は，脳の機能低下が考えられ，てんかん，脳腫瘍，脳挫傷などが疑われる．

解いてみよう！ 関連国試過去問題

第100回　午前10
脳死の判定基準に含まれるのはどれか．
1. 徐脈　　2. 除脳硬直　　3. 平坦脳波　　4. けいれん　　　　正答　3

【解説】
脳死の判定基準は，①深昏睡，②自発呼吸の喪失，③瞳孔固定（対光反射の消失，瞳孔径は左右とも4mm以上），④脳幹反射の消失，⑤平坦脳波の5項目がある．これらの5つの条件が満たされた後，6時間経過をみて変化がない場合に，脳死と判定される．判定は2人以上の脳死判定医により行われる．

第98回　午前87
脳波検査が診断・治療に有用な疾患はどれか．
1. うつ病　　2. てんかん　　3. 統合失調症　　4. パーソナリティ障害　　　　正答　2

【解説】
脳波検査が診断治療に有用なのは，選択肢の中ではてんかんである．そのほか，脳の異常による意識障害の診断にも用いられる．うつ病や統合失調症，パーソナリティ障害の診断は，DSM-5やICD-10などの国際基準が用いられている．

Part 2 検体検査

Contents
尿検査……p.56
便検査……p.58
血液検査……p.60
穿刺液検査……p.66
組織検査(肝生検, 腎生検)……p.74
検体検査のキーワード……p.77

尿検査

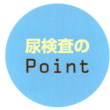

尿検査のPoint

- 尿は腎臓で生成・濃縮されるため，1日の尿量で腎臓の機能を予測することができる．
- 体内の水分量が少ない場合，腎臓では水分を排泄しないように調整するため，尿量は減少する．逆に体内の水分量が多い場合は，尿として排泄される．
- 尿は簡単に採取できる検体ではあるものの，食事や飲水量などの外的要因による変動を受けやすいことを知っておく．

▶尿検査の種類と目的

- 尿の成分は，血液成分をある程度反映するため，腎疾患以外の疾患のスクリーニング（選別）検査として応用できる．
- 尿検査の種類には，下の表に示すものがある．

▶採尿方法

- 採尿方法には，下の表に示す方法がある．
- 尿検査における一般的な採尿方法は，**早朝第一尿の中間尿**である．

■尿検査の種類と目的，方法

尿検査の種類	目的	方法
定性検査	・異常な成分の存在を調べる（陰性，陽性）	・随時尿．ただし早朝尿（起床後最初の尿）が望ましい
定量検査	・量，数を調べる	・原則的に24時間蓄尿が望ましい
細菌検査	・本来は無菌である尿中の細菌数を算定し，細菌性尿路感染症の有無を判定 ・細菌を染色して観察する塗抹検査と，細菌を増殖させて観察する培養検査がある	・中間尿．排尿時の最初と最後の尿は採取しない
細胞診検査	・尿中の細胞を顕微鏡で検査し，悪性細胞の有無を調べる	・随時尿．早朝尿（起床後最初の尿）は採取しない

■採尿の種類とその方法

採尿の種類		採尿の方法
自然尿	全尿（全部尿）	・蓄尿法により排泄されたすべての尿を用いる
	初尿	・排泄された最初の尿を用いる ・淋菌やクラミジアなどの検出に有効
	中間尿	・排泄された始めの尿や，最後の尿を用いず，排泄途中の尿を用いる ・外尿道や膣由来の成分の混入を防ぐために一般的に用いられる ・尿の細菌検査を行う場合には，局所の清拭を行った後に中間尿の採取を行うと，汚染による影響を防ぐことができる
	分杯尿	・排尿時に，前半と後半で2つのコップに分けて尿を採取する ・尿路内における出血や炎症部位の推定に有効
カテーテル尿		・尿道から膀胱あるいは尿管にカテーテルを挿入して採取する ・自然な排尿が困難な場合や，微生物学的検査を目的としている場合に用いられる
膀胱穿刺尿		・膀胱穿刺により採取する ・自然な排尿が困難な場合や，微生物学的検査を目的としている場合に用いられる

採尿時間

早朝尿（起床時尿）

- 就寝前に排尿し，**起床後すぐに採取した尿**．尿中成分の多い濃縮された尿を得ることができる．
- 入院患者さんや学童集団検診などに用いられる．

随時尿

- **任意の時間に採取した尿**であり，外来時に採取される尿の多くがこれにあたる．
- 早朝尿に比べると希釈されている場合が多く，尿中の成分はそれだけ少ないものになるが，患者さんに時間的制限がなく，また新鮮な尿を検査することができる．

24時間蓄尿

- **24時間の尿をすべて採取してためる**ことで，1日の尿量測定や比重測定，クレアチニンや尿糖，ホルモンなどの正確な1日排泄量が測定できる．
- 当日7時から翌朝7時までの24時間尿の採取では，**開始時刻である7時に排尿した尿は捨て**，次回の排尿から尿を採取する．
- 排便時に出た尿も採取する．
- 終了時刻である翌朝7時に出た尿は採取する．
- 全量を測定した後，全尿を十分に撹拌してから一部を検体として採取し，臨床検査室に提出する．

■24時間蓄尿法

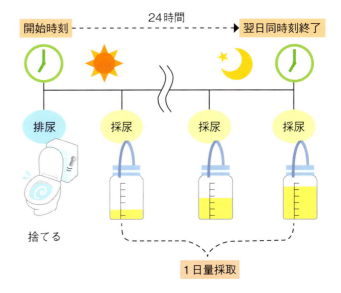

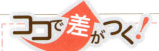

尿量とは

★ 尿量とは，1日（24時間）に排泄される尿の「全量」のことをいいます．

★ 尿量は，飲食物や発汗の程度により著しく変動しますが，健康な成人の1日の尿量は**1,000～1,500mL/日**です．

多尿	2,000mL/日以上
乏尿	400mL/日以下
無尿	100mL/日以下
頻尿	尿量自体の増加はなく，排泄回数のみが増えること
尿閉	腎機能障害がなく，尿路の通過障害により尿の排泄が停止すること

解いてみよう！ 関連国試過去問題

第102回 午前42

7時から翌朝7時までの24時間尿を採取する方法として正しいのはどれか．

1. 7時に排尿した尿から蓄尿を始める．
2. 排便時に出た尿は蓄尿しない．
3. 翌朝7時に出た尿は蓄尿しない．
4. 24時間の全尿の一部を採取する．

正答 4

【解説】
24時間蓄尿は，24時間の尿をすべて蓄尿することで，1日の尿量測定や比重測定，クレアチニンや尿糖，ホルモンなどの正確な1日排泄量が測定できる．7時から翌朝7時までの24時間尿の採取では，開始時刻である7時に排尿した尿は捨て，次回の排尿から尿を蓄尿する．排便時に出た尿も蓄尿する．終了時刻である翌朝7時に出た尿は蓄尿する．全量測定後，全尿を十分に撹拌してから一部を検体として採取し，臨床検査室に提出する．

便検査

便検査のPoint
- 糞便は排泄されてから時間が経過すると色調や反応などが変化し，腐敗しやすい．
- 疾患によっては，特徴的な色や形状を示すため，注意深い観察が重要である．

便の性状と疾患

- 成人の正常な便は**有形軟便**で，色は胆汁に含まれるビリルビンが腸内で変化したウロビリノーゲンなどにより**黄褐色**である．
- 便の性状の観察は，疾患の発見に重要である．

■便の性状から考えられる疾患とその原因

性状	考えられる主な病態・疾患	原因
白色便	閉塞性黄疸	・閉塞性黄疸では胆汁が腸内に流れないため，便に色がつかず白い便となる
タール便（黒色便）	上部消化管出血	・胃や十二指腸から相当出血しているときにみられる特徴的な黒っぽい便で，胃酸と血液が混合することで生じる．黒色便ともいわれる
粘血便	下部消化管出血	・暗赤色の血便に粘液が混じっている便 ・大腸からの出血，潰瘍性大腸炎，薬剤による大腸炎などが疑われる
水様便	急性腸炎	・水分を多く含んだ塊のない水のような便

下痢便で灰白色の場合は，ロタウイルスやコレラが疑われます．「米のとぎ汁様」とも表現されます．

便検査の種類と目的

- 便検査には，糞便中に含まれる血液のヘモグロビンの化学作用や抗原性を利用して消化管出血の有無を調べる「**便潜血検査**」と，糞便中から虫体や虫卵，原虫嚢子などを直接検出する「**寄生虫・原虫検査**」がある．

■ 便検査の種類と目的

種類	目的
便潜血検査	・消化管出血の検出（とくに大腸の出血の検出に有効） ・消化器におけるがんや潰瘍などの消化器病の発見（とくに大腸がんやその前駆症である大腸ポリープのスクリーニング検査として重要）
寄生虫・原虫検査	・マラリア，赤痢アメーバ，アニサキス症，ランブル鞭毛虫，犬回虫症などの原因寄生虫・原虫の検出．海外渡航の増加や生活環境の変化により増加している

■ 出血の原因の例

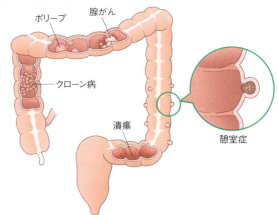

便潜血検査における検体の取り扱い

- 排便後の便中のヘモグロビンは不安定なため，その日のうちに検出を実施することが望ましい．
- 採取した便の保存期間は，容器に入れてから4℃で1週間である．
- 間欠的な出血や少量の出血では，便中に均等に血液が混入しているわけではないため，2～3回の連続検査が望ましい．

■ 便潜血検査

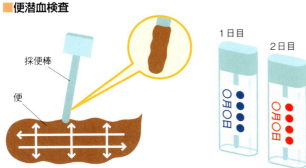

便の表面をまんべんなくこすりとるようにする．
2日間以上連続した検査をしたほうが，正確な結果が得られる

ココで差がつく！

検体の取り扱い

★ 便検査に限らず，検体は，以下のことに注意して取り扱わないと検査値に影響を与えてしまう可能性があります．

- **正しい種類の検体容器**を準備する
- **正しい方法や手技**で採取する（採取時間帯，採取量，採取時の患者条件［空腹時，安静時］など）
- 尿の検体など患者自身が採取する場合は，検体の取り扱いや注意点をわかりやすく説明する
- 採取された検体を，正しい方法（たとえば常温，氷冷など）で保管して，検査室へ搬送する

血液検査

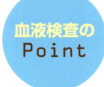
血液検査の Point

- 血液検査は，採取した血液を検査することにより，①**病態・疾患の把握**，②**感染徴候の有無**，③**循環動態**，④**代謝の変化**などといった，これからの治療やケアに重要な要素を知ることができる．
- 血液検査の項目には，血液学検査や生化学検査，輸血・免疫に関する検査，細菌・微生物検査など多くの種類がある．
- 病棟で行われる採血の方法には，主に①**静脈血採血**，②**毛細血管採血**，③**動脈血採血**，④**中心静脈採血**がある．

血液検査の種類と目的

- 血液検査は，細かい検査項目に分かれているため，患者さんの病態から疑わしい疾患に関連する項目を選択して採血を行う．

■血液検査の分類と目的，検査項目

分類		目的	検査項目	真空採血管添加剤
血液一般検査	血球検査	・末梢血液中の血液細胞の算定 ・赤血球に関連する項目による貧血の状態の判断 ・血小板に関連する項目による一次止血の状態の判断　など	・赤血球数，Ht（ヘマトクリット），Hb（ヘモグロビン） ・MCV（平均赤血球容積） ・MCH（平均赤血球ヘモグロビン量） ・MCHC（平均赤血球ヘモグロビン濃度） ・網（状）赤血球数 ・白血球数 ・血小板数 ・出血時間	抗凝固剤（EDTA-2K）
	凝固・線溶系検査	・止血にかかわる外因性凝固因子などの状態の判断	・PT[※1]（プロトロンビン時間），PT-INR[※2]（プロトロンビン時間国際標準化比） ・APTT（活性部分トロンボプラスチン時間）	抗凝固剤（クエン酸Na）
		・血栓の溶解にかかわる線溶系の状態の判断	・FDP（フィブリン分解産物）	抗プラスミン剤
生化学・血清検査		・血清中の生化学物質の測定により，生体内の代謝の状態を判断	・血清総タンパク ・血清タンパク分画 ・電解質 ・BUN（尿素窒素） ・尿酸 ・Cr（クレアチニン） ・eGFR（推算GFR） ・血中脂質 ・血清酵素 ・ホルモン	凝固促進剤（血清分離時間短縮のため）
			・血糖値 ・HbA1c（ヘモグロビンエーワンシー）	抗凝固剤・解糖阻止剤
免疫血清検査		・抗原抗体反応を利用して，各種感染症の抗原・抗体の検出や膠原病などにおける自己抗体を検出	・免疫グロブリン ・補体 ・CRP（C反応性タンパク） ・自己抗体 ・腫瘍マーカー	凝固促進剤（血清分離時間短縮のため）

※1 PT：正常値9〜13秒程度
※2 PT-INR（プロトロンビン時間国際標準化比）
$INR = \left(\dfrac{患者PT}{正常PT}\right)^{ISI}$，正常値1.0

採血管内の添加剤

- 採血管にはさまざまな種類があり，検査項目に応じた薬剤が入っており，キャップが色分けされている．
- 血球数（血液細胞数）を数える場合は，抗凝固剤入りの採血管が使用される．
- 電解質や中性脂肪，梅毒抗体，交差適合試験などでは，血清で検査するため，抗凝固剤は使用しない．抗凝固剤なしで採取された血液は，通常室温で凝固する．
- 凝固した血液は，遠心操作により上清部分の血清と下層部分の血餅に分けられて検査される．

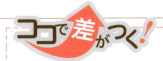

真空管採血の順序

★ 真空管採血を複数の採血管で行うとき，**凝固系検査用の採血管は2番目以降**にしたほうがよいといわれています．凝固系検査の採血管を最初にすると，穿刺時に組織液が混入し，組織液に含まれる凝固因子によって，検査値に影響が出る可能性があるためです．

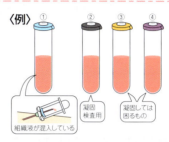

真空管採血では，たとえば①凝固しても問題がない，血清で検査する生化学検査用の採血管，②凝固検査用の採血管，③④凝固すると問題が生じる血算検査や血糖検査用の採血管の順で行う場合があります．
※ただし，一般的に採血管の順序には施設ごとの基準があります．検査の種類や優先度によって変更される場合もあるため，注意して確認しましょう．

採血方法

採血時間

- 採血は，身体の基礎代謝が安定しており，食事や点滴を行う前である．**起床時の空腹状態で行う**．
- 身体内でのホルモンバランスや酵素などは，運動や食事，服薬などにより日内変動し，代謝に影響する．これらの変動因子が採血に影響し，本来の身体反応を見誤る可能性がある．さらに同じ患者さんのデータであれば，測定時間もばらつきがないほうが比較しやすくなる．

■食事や採血時間に影響を受ける検査項目

食事で上昇	血糖，インスリン，中性脂肪
朝に上昇	ACTH，コルチゾル，Hb，Ht
昼に上昇	尿酸，カリウム
夜に上昇	成長ホルモン，アミラーゼ，ALP，尿素窒素

採血方法の選択

- 採血方法の選択は，採血管の本数や穿刺する血管などに合わせて検討する．現在は安全性などの点から真空管採血が多く行われている．
- 静脈血採血で使用する針は，21～22G（ゲージ）が一般的である．23Gよりも細い針は，溶血を起こすため使用しない．
- 血管が太く，容易に穿刺できる場合は直針を選択し，血管が細く，逆血を確認しながら穿刺する必要のある場合は，**翼状針**を選択する．また，血管が細い場合や真空管の陰圧では血液がスムーズに吸引できない場合は，**シリンジ採血**を選択する．

駆血帯の巻き方

- 駆血帯は肘関節から **5〜10cm中枢側** に巻く．
- 駆血帯がゴム製の場合は，事前に患者さんにラテックスアレルギーがないか確認しておく．

採血部位

- 採血に適している部位は，上肢であれば右図の②橈側皮静脈と③尺側皮静脈が肘窩のところで交通する①肘正中皮静脈が採血の穿刺部位の第一選択になる．
- 患者さんの状況と状態をきちんとアセスメントし，穿刺部位を選択する．神経や動脈がある部位は避ける．

ココで差がつく！

採血を避けるべき部位

- ★ 点滴をしている上肢
- ★ 骨折や外傷，熱傷などの損傷がある周囲
- ★ 内シャント造設側
- ★ 静脈瘤のある周囲

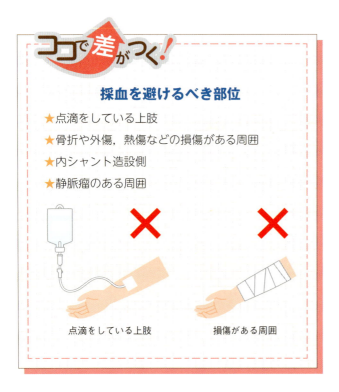

■ 肘正中皮静脈

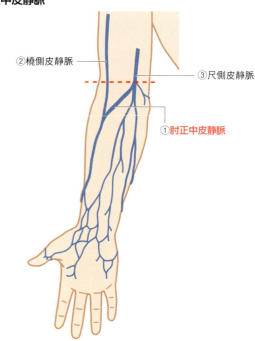

■ 神経と動脈の走行

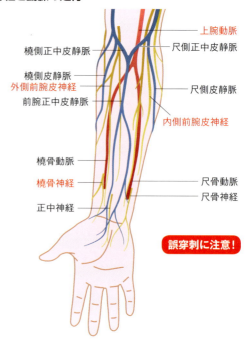

誤穿刺に注意！

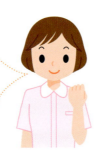

注意！
点滴部位より中枢側で採血をすると，薬液が混入し正確な検査データが得られません．中心静脈栄養の場合は薬液は心臓に向かいますので，左上肢での採血が可能です．

刺入角度

- 静脈血採血の場合は，針の刺入角度は皮膚に対して **10〜30°**で行う．
- 刺入角度が大きすぎると血管を貫通してしまう可能性があるため，注意する．

■刺入角度

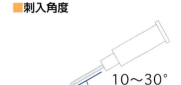

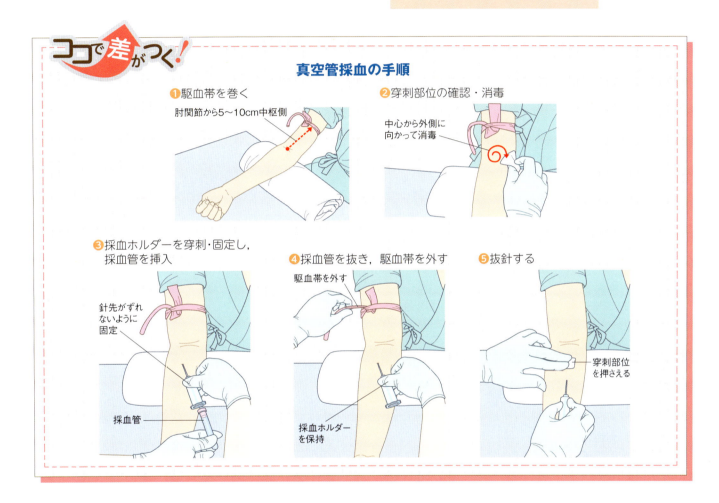

検体の保存上の注意

- 検体の測定結果はさまざまな要因の影響を受けるため，検体の保存は，検体ごとに適切に行われなければならない．

■検体採取の状態や保存方法により受ける影響

採血時の溶血	血球中の成分が出てしまうため，LD（乳酸脱水素酵素），AST（GOT）などが本来よりも高い値（偽高値）になる
全血の検体を長時間室温に放置	赤血球の解糖作用により，血糖値は1時間で約10％低下するため，血糖測定の場合には抗凝固剤と解糖抑制剤が添加された採血管を用いる
全血のまま冷蔵保存	血球からカリウムが出て偽高値になる
室温放置	低下：CK（クレアチンキナーゼ），TG（中性脂肪） 上昇：乳酸，アンモニア，遊離脂肪酸，ピルビン酸，無機リン，酸性ホスファターゼ

検体検査に伴う医療事故防止と安全

- 検体検査にかかわる医療事故には，検体採取の患者間違い（ネームラベル間違い）や検査項目間違い，結果判定の間違い（単位の読み間違い）などがある．
- これらを防ぐために，正しい指示票の照合や患者さんにフルネームで名乗ってもらう，ネームバンドを確認するなどの決められた手順を順守することが重要である．

■ ネームバンド

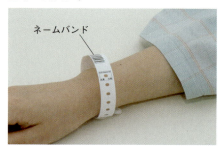

解いてみよう！ 関連国試過去問題

第103回　午後80
血液検査で抗凝固剤が入っている採血管を使用するのはどれか．
1．血球数　　2．電解質　　3．中性脂肪　　4．梅毒抗体　　5．交差適合試験　　　　正答　1

【解説】
血液検査に使用される真空採血管は，あらかじめ抗凝固剤が入っているものと，そうでないものに分けられる．血球数（血液細胞数）を数える場合や，血糖測定の場合には，抗凝固剤入りの採血管が使用される．電解質や中性脂肪，梅毒抗体，交差適合試験などでは，血清で検査するため，抗凝固剤は使用しない．抗凝固剤なしで採血された血液は，通常室温で凝固する．凝固した血液は，遠心操作により上清部分の血清と下層部分の血餅に分かれる．

第101回　午前21
成人に血液検査をするための静脈血採取をする際，最も適した注射針はどれか．
1．16G　　2．18G　　3．22G　　4．27G　　　　正答　3

【解説】
通常，静脈血採血には20〜22Gが用いられる．献血では，細い針では血球の破壊予防のためには吸引速度をかなり遅くしなければならず，時間がかかり献血者の身体拘束時間が長くなるために，短時間で効率よく吸引できる16〜18Gが使用される．27Gは皮内注射や皮下注射で用いられる．

第104回　午前23
静脈血採血の穿刺時の皮膚に対する針の適切な刺入角度はどれか．
1．10〜30度　　2．35〜40度　　3．55〜60度　　4．75〜80度　　　　正答　1

【解説】
静脈血採血の穿刺時の，皮膚に対する針の適切な刺入角度は，10〜30度である．刺入角度が小さすぎると，皮下組織をむだに損傷し，静脈に達するまでに時間を要して，被採血者の苦痛を長引かせるおそれがある．また，静脈に達しない可能性もある．刺入角度が大きすぎると，静脈に到達する距離が短いために静脈を貫通するおそれがある．血管の走行に沿って3mm程度刺入して，針が血管に入ったら，針の角度を下げて皮膚とほぼ平行にして，さらに3〜4mm進めて固定する．

第104回　午後47
全血の検体を25℃の室内に放置すると低下するのはどれか．
1．血糖　　2．乳酸　　3．遊離脂肪酸　　4．アンモニア　　　　正答　1

【解説】
検体の測定結果はさまざまな要因の影響を受けるため，検体採取や保存方法は検体ごとに適切に行われなければならない．全血の検体を長時間室温に放置すると，赤血球の解糖作用により，血糖値は1時間で約10％低下する．室温放置では，CK（クレアチンキナーゼ）やTG（中性脂肪）も減少する．乳酸，アンモニア，遊離脂肪酸，ピルビン酸，無機リン，酸性ホスファターゼは増加する．

第 102 回　午前 25

肘正中皮静脈からの採血における駆血部位の写真を示す．正しいのはどれか．ただし，×は刺入部である．

1. ①　　2. ②　　3. ③　　4. ④　　5. ⑤

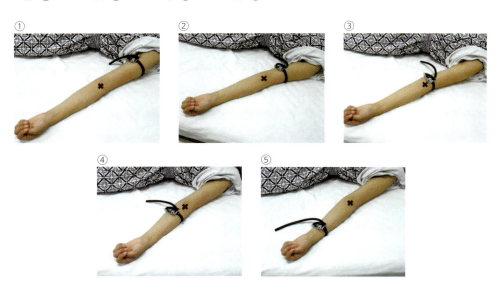

正答　2

【解説】
肘正中皮静脈からの採血の場合，駆血帯は上腕の中間部位，刺入部位の 7～10cm の位置で，駆血帯の末端が刺入部に触れないように締める．選択肢 2 が最も適切である．1 は刺入部からの距離が長く駆血に時間がかかる可能性がある．駆血時間が長くなると静脈内の血漿水分の漏出で血液が濃縮し，検査データが正確に測定できないことがある．3 は刺入部に近すぎて採血手技の妨げになる．4・5 は刺入部より末梢で緊縛されるため血流阻害となる．

第 101 回　午後 47

静脈血採血の部位として選択してよいのはどれか．
1. 左鎖骨下静脈から中心静脈栄養を実施している人の左上肢
2. 右乳房切除術でリンパ節郭清をした人の右上肢
3. 左上肢に透析シャントがある人の左上肢
4. 右手背で輸液をしている人の右上肢

正答　1

【解説】
静脈血の採血では，正確な検査値を得るため，点滴部位より中枢側や血行障害が考えられる場所では採血を行わない．左鎖骨下静脈から中心静脈栄養が行われている場合，点滴部位より末梢である左上肢は採血できる．右乳房切除でリンパ郭清されている場合，右上肢は浮腫があり循環不全が考えられる．透析シャント側では採血も血圧測定も行わない．右手背で輸液している場合の右上肢は点滴部位より中枢側となるため採血しない．

第 103 回追試　午後 45

真空採血管を用いる採血で正しいのはどれか．
1. ホルダーに真空採血管を装着してから刺入する．
2. 真空採血管はホルダーを固定したまま取り替える．
3. ホルダーに真空採血管を装着した状態で抜針する．
4. 使用したホルダーは消毒して再使用する．

正答　2

【解説】
真空採血管を用いた採血では，駆血帯を締めてから，真空採血管を装着せずに，採血針付ホルダーの針を血管に刺入する．次に，真空採血管をホルダーに刺し採血する．真空採血管が複数ある場合は，真空採血管はホルダーを固定したまま取り替える．最後の真空採血管をホルダーから確実に抜き取ってから，駆血帯を外し，採血針付ホルダーを抜く．ホルダーは使い捨てにして再利用しない．

穿刺液検査

穿刺液検査の Point
- ▶穿刺液検査は，生体内に貯留した液を穿刺して採取し，さまざまな性状を検査するものである．
- ▶採取する穿刺液には，胸水，腹水，脳脊髄液，骨髄液などがある．

▶ 穿刺液の種類と検査の目的

●穿刺により採取される検体には，下の表に示すものがある．

■穿刺液の種類と検査の目的

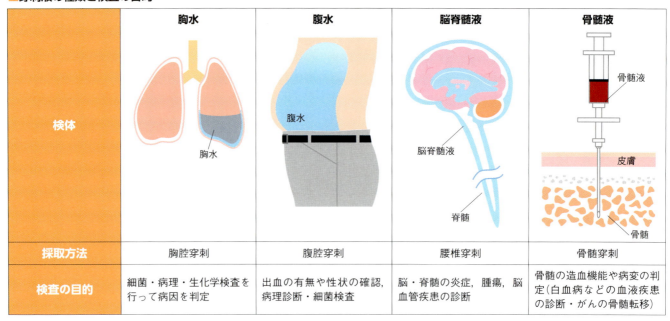

	胸水	腹水	脳脊髄液	骨髄液
検体				
採取方法	胸腔穿刺	腹腔穿刺	腰椎穿刺	骨髄穿刺
検査の目的	細菌・病理・生化学検査を行って病因を判定	出血の有無や性状の確認，病理診断・細菌検査	脳・脊髄の炎症，腫瘍，脳血管疾患の診断	骨髄の造血機能や病変の判定（白血病などの血液疾患の診断・がんの骨髄転移）

胸腔穿刺の検査前・中・後のケアのポイント

検査前
- 胸腔穿刺は，**胸水の採取**，**排液**（胸水によって生じる呼吸困難の軽減）のほか，脱気の目的でも行われる
- 穿刺部からの感染を予防するため，検査当日は入浴禁止

検査中
- 肺の穿刺の予防のため，穿刺時は呼吸を一時止める
- 穿刺前に患者に穿刺中は咳嗽（がいそう）や深呼吸はしないこと，体を急に動かさないことを伝える
- 穿刺針が刺入されたら，咳嗽や呼吸苦の出現など呼吸状態の変化に注意して観察する
- 穿刺により急に咳嗽が出現したら肺穿刺を疑う

■ **穿刺部位**

排液の場合
・中腋窩線上第5・6肋間
・後腋窩線上第7・8・9肋間（下図参照）

脱気の場合
・中鎖骨線上第2・3肋間

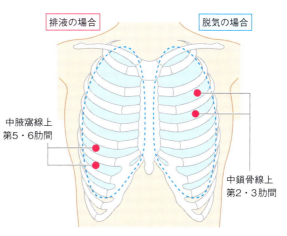

排液の場合 / 脱気の場合
中腋窩線上 第5・6肋間
中鎖骨線上 第2・3肋間

検査後
- 穿刺針を抜去し，止血を確認して滅菌ガーゼで圧迫固定する
- 終了後1時間は安楽な体位で安静を保持する

■ **胸腔穿刺時の体位**

排液の場合
・座位，起座位，半座位

脱気の場合
・仰臥位，半座位

起座位

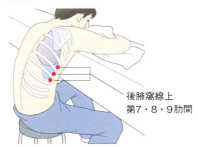

後腋窩線上 第7・8・9肋間

肋骨間を広げるため起座位では上体を前方にやや傾けてオーバーテーブルなどに上肢をのせた体勢をとる

半座位

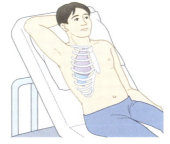

穿刺側の腕を頭上に上げる

仰臥位

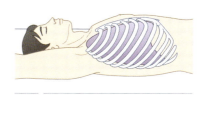

腹腔穿刺の検査前・中・後のケアのポイント

- 腹腔穿刺は，検査のための**腹水の採取**，**薬剤投与**（抗がん薬），腹部膨満による苦痛の軽減のための**腹水排液**の目的で行われる．
- 腹水は，腹腔内に貯留する液体で，健常な人でも10mL程度存在している．

検査前

肺の穿刺を予防するために以下のことに注意する
- 針を刺す際に**一時呼吸を止める**ことを指導しておく
- 針を刺す際に押される感じがあるが動かないようにしてもらう

検査中

①循環不全予防のため排液量は1,000mL/時を超えないようにする
- 体位変換により多量に腹水が流出して**ショックをきたす危険**があるため，体位を変えないようにする
- 血圧80mmHg以下の場合は，ドレーンをクランプをして意識・バイタルサインを確認し医師の指示を確認する

②バイタルサイン測定
- 1時間で1,000mL抜く場合には**15分おき**に測定する
- 5時間程度かけて1,000mL抜く場合には，1時間ごとに血圧測定を行う

■ 穿刺部位
- 臍と左上前腸骨棘を結ぶ直線（モンロー・リヒター線）上の外側1/3の部位か中央

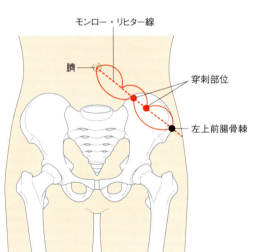

■ 穿刺時の体位
- 座位，半座位，仰臥位

半座位

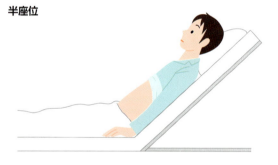

仰臥位

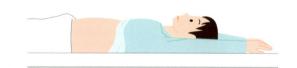

検査後

- 穿刺針を抜去し，無菌ガーゼで数分間用手圧迫後，穿刺部を消毒する
- 検査後は安楽な体位で安静にし，24時間は一般状態を観察する

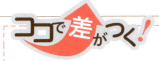

腹水の性状

★ 腹水には「漏出性腹水（非炎症性）」と「滲出性腹水（炎症性）」があります．

★ 腹水はその性状（色調など）で下表に示すような疾患が考えられます．

■ 腹水の種類

漏出性腹水（非炎症性）	肝硬変，低アルブミン血症，ネフローゼ症候群，うっ血性心不全など
滲出性腹水（炎症性）	がん性腹膜炎，結核性腹膜炎，膵炎，細菌性腹膜炎

■ 腹水の性状と疾患

腹水の性状	疾患
膿性・無臭	上部消化管穿孔，非穿孔性虫垂炎，腸間膜リンパ節炎
膿性・便臭	下部消化管穿孔，外傷性破裂，穿孔性虫垂炎
胆汁様	十二指腸潰瘍穿孔，胆嚢穿孔，外傷性十二指腸破裂
血性	急性膵炎，腸間膜血栓症，絞扼性イレウス，後腹膜出血，がん性腹膜炎
血液	肝がん破裂，子宮外妊娠，卵巣出血，腹部大動脈瘤破裂，脾破裂，外傷性肝破裂，腸間膜破裂，血管損傷
チョコレート色	卵巣嚢腫破裂
淡黄色	肝硬変，がん性腹膜炎による腹水，単純性イレウス

メモ

腰椎穿刺の検査前・中・後のケアのポイント

- 腰椎穿刺では，腰椎くも膜下腔より脳脊髄液の採取，脳脊髄液圧の測定および診断を行う．
- 脳脊髄液採取は，脳脊髄液の性状・細胞数などから脳・脊髄の炎症，腫瘍，くも膜下出血などの脳血管障害の診断をする目的で行われる．
- **脊髄造影検査（ミエログラフィ）**は，脊中管のくも膜下腔に腰椎穿刺などを行い，非イオン性のヨード剤を注入して脊髄やその周囲の解剖学的異常や腫瘍等による病変を検査する目的で行われる．
- また，骨髄炎や悪性腫瘍の治療のために，薬液を直接，腰椎くも膜下腔に注入するために腰椎穿刺を行う場合もある．

検査前

- 血小板数や血液凝固データなど**出血傾向の程度を事前に確認**する
- 局所麻酔薬に対するアレルギー反応の既往を確認する
- 脊髄造影検査（ミエログラフィ）では造影剤のアレルギー反応の既往を確認する
- 事前に排尿をすませておくように伝える
- 咳をしないように注意し，痛みで突然動いたりしないように口頭で合図するよう伝える

検査中

- 患者の体位を整え固定し，一般状態を観察する

■ 穿刺部位

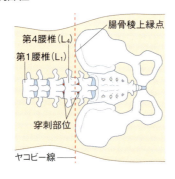

■ 穿刺時の体位

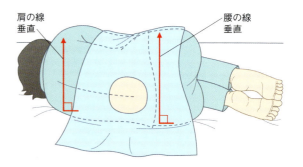

検査後

- 穿刺部の止血のため穿刺部位を5分間，用手圧迫する
- 止血確認後は絆創膏で圧迫固定する
- 悪心・嘔吐が出現する可能性があるので，検査後1～2時間は飲食を避ける

■ 検査後の体位

脳脊髄液採取	脊髄造影検査（ミエログラフィ）
・脳脊髄液採取による排液や，硬膜穿刺部から軟部組織への脳脊髄液漏出による低脊髄液圧症候群を予防するため，穿刺後1～2時間は**頭部を水平にした仰臥位で安静**にする	・造影剤が頭蓋内に移行しないように，**頭部を10～15°挙上し，8時間ベッド上安静**とする ・造影剤の使用により悪心・嘔吐が生じる場合があるが，嘔吐による誤嚥予防のためには顔を横に向けるなどが適切である

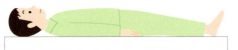
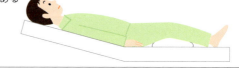

骨髄穿刺の検査前・中・後のケアのポイント

- 骨髄穿刺では，骨髄を穿刺して血液を採取する．白血病などの血液疾患や二次的な血液異常の診断，骨髄移植のための骨髄液の採取の目的で行われる．
- 採取した血液や白血病細胞を確認することで白血病を確定的に診断することができる．
- 白血病の治療中に経過観察や治療効果の確認ができる．
- 白血病だけでなく，再生不良性貧血，溶血性貧血，悪性貧血の診断，骨髄腫，リンパ腫，血小板減少性紫斑病などのほか，各種のがんが骨髄へ転移しているかどうかも診断できる．

検査前

- 検査を受ける患者は出血傾向にあることが多いので，血小板数や血液凝固データなどから**出血傾向の程度を事前に確認しておく**必要がある
- 検査前の朝食や飲水の制限はないが直前では避ける
- 胸骨を穿刺する場合は，患者の希望に応じて目隠しをする
- 骨髄液を吸引する瞬間に強い痛みがあるが，動かないように伝える

検査中

- 局所麻酔をした後に，胸骨または腸骨を穿刺して骨髄液を採取する
- 採取した骨髄液は凝固しやすいため，手早く処理し溶血を防ぐ

■穿刺部位
・胸骨　・後腸骨稜

胸骨

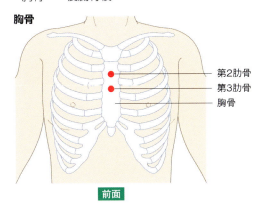

前面

後腸骨稜

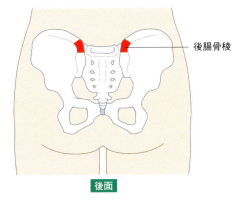

後面

■穿刺時の体位
・胸骨穿刺：枕を外した水平臥位
・後腸骨稜穿刺：腹臥位

胸骨穿刺の場合

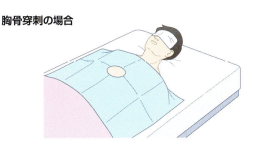

後腸骨稜穿刺の場合

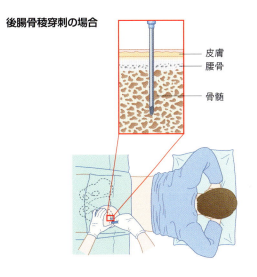

検査後

- 穿刺部にガーゼを当てて用手圧迫止血する
- 出血傾向があれば出血時間検査値の2倍の時間圧迫する
- 検査後30分～1時間は安静臥床を促し，**検査後24時間は合併症の観察**を行う（検査直後には合併症の症状は発現せず，時間が経ってからみられることがあるため）
- 声をかけたりして励ますとともに，必要に応じて体位の固定を行う
- 胸骨の場合は仰臥位で，出血傾向によっては砂嚢を使用して圧迫することがある
- 腸骨を穿刺した場合には，**穿刺部を下にした側臥位**をとる
- 穿刺部位からの感染を防ぐため，穿刺当日の入浴は避ける

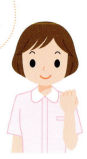

穿刺後は，出血，皮下気腫，感染，まれに局所麻酔によるショックなどの合併症に注意しましょう！

解いてみよう！ 関連国試過去問題

第101回　午後54

胸腔穿刺について正しいのはどれか．

1. 腹臥位で行う．
2. 全身麻酔下で行う．
3. 穿刺後の24時間は床上安静とする．
4. 穿刺中は深呼吸をしないように指示する．

正答　4

【解説】
胸腔穿刺は胸腔内に貯留した液体や空気を体外に排除させる目的で行われる．体位は，胸水の採取・排液ではファウラー位か起座位，脱気ではファウラー位で，局所麻酔で行われる．穿刺部位は，胸水は後腋窩線第7，8，9肋間，または中腋窩線第5，6肋間，脱気では中鎖骨線第2～3肋間が目安となる．実施時は肺の穿刺防止のため，深呼吸や咳嗽は禁止である．検査終了後は楽な体位で2～3時間以上安静とし，検査後24時間は観察する．

第96回　午前57

腹腔穿刺で腹水排液中に患者が顔面蒼白になった．対応で適切なのはどれか．

1. 腹式呼吸を促す．
2. 排液を中止する．
3. 頭の位置を高くする．
4. 排液チューブをミルキングする．

正答　2

【解説】
腹腔穿刺では一度に大量に排液すると急激に腹腔内圧が低下し，ショック状態になることがある．ただちに排液を中止し，頭の位置を低くして脳への血流を増加させる．穿刺針を抜去した後は，患者が安楽な呼吸法を行わせる．排液チューブのミルキングは，排液が少ない場合に行うことがある．

第100回　午後60

髄液検査のための腰椎穿刺を受ける患者への対応で適切なのはどれか．

1. 穿刺時の患者の体位は背すじを伸ばした側臥位にする．
2. 穿刺時は患者に上肢のしびれがないかを尋ねる．
3. 検査後は患者の頭痛や吐き気に注意する．
4. 検査後30分が過ぎたら自由に動いてよいと話す．

正答　3

【解説】
腰椎穿刺では，検査者が右利きの場合，左側臥位で，両手で膝を抱え背中を丸めた体位をとらせる．検査部位がわかりやすく，腰椎の棘突起が開き穿刺針を挿入しやすくなる．穿刺時には，針が脊髄神経に接していないか確認するため，下肢のしびれがないかをたずねる．検査後は，穿刺部を圧迫固定して約1時間水平臥床で安静にする．

第101回　午前67

腰椎穿刺における乳児の体位と看護師による固定方法の写真を示す．正しいのはどれか．

1. ①　　2. ②　　3. ③　　4. ④　　5. ⑤

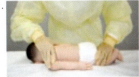 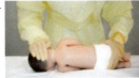 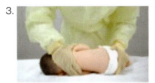 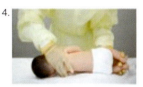

正答　3

【解説】
乳児の腰椎穿刺では，側臥位にして背部を処置台に垂直に立てる．乳児の膝を体幹につくように曲げ，腰部が丸く突き出るようにして，できるだけ椎間が広く開くようにする．介助者の右手で幼児の肩から頭部を押さえ，左手で膝窩あるいは殿部を押さえる．写真①は乳児の背部が処置台と垂直になっていない．写真②は乳児の頭部を上から押さえつけ不安定である．写真④は下肢の支え方が不安定で，腰部を丸く突き出した姿勢を保ちにくい．

第102回　午後39

成人の腸骨の骨髄穿刺で適切なのはどれか．

1. 穿刺前6時間は絶食とする．
2. 穿刺は仰臥位で行う．
3. 穿刺時は深呼吸を促す．
4. 穿刺後，穿刺部位は圧迫止血する．

正答　4

【解説】
骨髄穿刺は経皮的に骨髄液を採取し，骨髄の造血機能や病変を判定する検査である．局所麻酔をした後に，胸骨または腸骨を穿刺して骨髄液を採取する．検査前に血小板数や血液凝固データなど出血傾向の程度を確認する必要がある．検査前の朝食や飲水の制限はないが直前では避ける．腸骨で穿刺する場合は側臥位か腹臥位である．穿刺後は穿刺部位を圧迫止血する．

組織検査（肝生検, 腎生検）

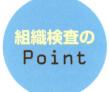

組織検査のPoint

- 肝生検は，生検針を用いて腹腔鏡下または超音波ガイド下にて経皮的に肝臓の組織を採取し，病理学的検査を行う．
- 腎生検は，超音波やCTガイド下で経皮的に腎臓の組織を採取し，病理学的検査を行う．

肝生検と腎生検のポイント

	肝生検	腎生検
目的	肝臓の組織の一部を採取し，病理学的検査を行って肝炎や肝硬変の診断や重症度の判定，治療効果の判定を行う	腎臓の組織の一部を採取し，病理学的検査を行ってタンパク尿，血尿，腎機能低下などの腎機能障害の原因を診断する
方法	①**経皮的肝生検**：超音波ガイド下で部位を確認しながら腹部に直接針を刺す ②**腹腔鏡下肝生検** ■経皮的肝生検	超音波ガイド下で部位を確認しながら背部から腎臓を穿刺する ■腎生検
体位	**仰臥位**．右腕を頭部に挙上して枕にする	**腹臥位**：腎臓を背側に圧迫固定するため**腹部に枕**を当てる
麻酔	①**経皮的肝生検：局所麻酔** ②**腹腔鏡下肝生検：全身麻酔**	**局所麻酔**
合併症	腹腔内出血，胆管内出血，肝被膜下出血，胆汁性腹膜炎，**気胸**，血胸，他臓器穿刺	腎周囲出血，血腫形成，腹腔内出血，**肉眼的血尿**，感染症，多臓器損傷，ショック，感染による発熱

※血胸・気胸・血気胸では胸痛，咳，呼吸困難があり，右呼吸音が減弱する．胸腔内出血が持続し胸腔内圧が著しく高くなると呼吸困難が亢進してチアノーゼを呈することもある．

肝生検と腎生検の検査前・中・後のケアのポイント

検査前

肝生検
- 出血傾向を確認しておく
    - 出血時間：5分以内
    - プロトロンビン時間：70〜100%
    - ヘパプラスチンテスト：70〜130%
    - 血小板検査：5万/μL以上
- 局所麻酔剤を含めた薬剤アレルギーの有無を確認しておく
- 禁食，排便・排尿の確認を行う（一般に前日21時以後から禁食とし，当日は水・食事・薬も禁止である）

腎生検
- 床上排泄訓練を行う
- 体毛の濃い患者の場合は検査前日に背部を剃毛し，入浴または清拭をする
- 検査時の気分不快に伴う嘔吐を防ぐため，検査当日の飲食を制限する
    - 検査が午前中：朝食禁止
    - 検査が午後：昼食のみ禁止
- 内服薬は中止せず，服用する場合は少量の水を許可する
- 検査前日の21時に下剤を内服させる

検査中

肝生検
- 穿刺開始から抜去までしっかり呼吸を停止するように指導する
- バイタルサインを測定する

腎生検
- 穿刺中は呼吸を停止するように指導する
- 患者の状態（バイタルサイン，顔色，表情など）に注意する

検査後

肝生検
- 穿刺部を消毒しガーゼを当てて約10分間圧迫して止血する
- 帰室後は**右側臥位**で**約3時間**は安静を保つ（肝臓の重量で肝臓穿刺部が腹壁に圧迫されて止血効果を高める）
- バイタルサイン測定は，帰室直後，検査後2時間までは30分ごと，それ以後は1時間ごとに行う
- 検査後にみられる出血性合併症の早期発見のために顔色・呼吸状態・脈拍数上昇に留意する
- 翌朝離床が許可されるまでは，トイレ歩行も禁止する
- 食事は検査当日の夕食から許可する
- 急変時に備え静脈確保をし，抗菌薬を朝夕の2回，検査後3日間静脈内に輸液投与する

■検査後の体位

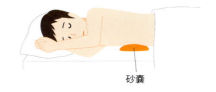
砂嚢

腎生検
- 穿刺部を消毒してガーゼを当てて圧迫し，その上に**砂嚢**1kgをのせて絆創膏で固定して，2時間圧迫止血をする
- 検査後は仰臥位で**24時間床上安静**とし，トイレは床上排泄となる
- 安静臥床により腰痛や不眠を訴える場合は医師の指示により鎮痛薬・睡眠薬を与薬する（**マッサージは創部の安静を損なうため避ける**）
- 検査終了1時間後・2時間後にバイタルサインをチェックし，血尿の有無を観察する
- 検査後から21時までは，排尿があるごとに試験紙で潜血の有無，排尿量・頻度を記録
- とくに問題がなければ検査の1時間後から飲食が許可される（臥位のまま介助にて摂取）
- 凝血による尿管閉塞を防ぐため飲水を促す
- 安静が解除された後3日間は再出血を防止するため，できるだけ安静を保つよう促す
- 検査後は数日経過観察の後に退院となる
- 退院後2〜3週間は腹圧をかける動作や激しい運動は避ける

■検査後の体位

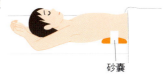
砂嚢

解いてみよう！　関連国試過去問題

第97回　午後49

34歳の男性．運送会社で配達を担当している．6か月前の職場の健康診断で，血圧142/90mmHg，尿蛋白（2＋），尿潜血（2＋）を指摘されたが放置していた．1週前，風邪症状の後に紅茶色の尿がみられたため内科を受診した．血清IgAが高値のため精査が必要となり入院した．
経皮的腎生検を行うことになった．説明で適切なのはどれか．
1.「左右交互に横向きになって両方の腎臓に針を刺します」
2.「針を刺すときは深呼吸を繰り返してください」
3.「検査2時間後に止血が確認できたら歩いてかまいません」
4.「検査後2週間は重い物を運ぶ仕事は控えてください」

正答　4

【解説】
IgA腎症は日本人で最も多い慢性糸球体腎炎であり，進行性の慢性腎臓病（CKD）である．診断は腎生検によって行われる．腎生検は，片方の腎臓のみから組織片採取を行う．体位は腹臥位である．息を吸って呼吸を止めてもらって穿刺し，穿刺中は呼吸を止めたままにしてもらう．検査後は穿刺部に砂嚢をあてて仰臥位で24時間安静とする．数日間経過観察の後に退院となるが，退院後2～3週間は，重いものを運ぶなど腹圧をかけることは，避けるように指導する．

第100回　午前55

超音波ガイド下で肝生検を受ける患者への説明で適切なのはどれか．
1.「検査当日は朝から食事ができません」
2.「肝生検は腰椎麻酔をしてから行います」
3.「針を刺す瞬間に大きく呼吸をしてください」
4.「検査後すぐにベッドの脇のポータブルトイレが使えます」

正答　1

【解説】
超音波ガイド下での経皮肝生検は，局所麻酔や鎮静薬・鎮痛薬などの使用で行われる．検査の当日は，禁飲食である．体位は，仰臥位か軽い左側臥位で，右腕を挙上させる．検査中は静止させ，針を刺す瞬間は呼吸を止めるよう指導する．検査後は最低3時間床上安静である．

検体検査のキーワード

▶「基準値」と「正常値」

「基準値」とは，「健康な人の集団のなかで，一定の採取条件のもとで検査を行い，統計学的に処理された測定値」です．検査データの95％が含まれる範囲を抽出して，平均化した数値が基準値です．

基準値に採用されなかった残り5％の人も健康ではありますが，平均的ではないために基準値外としています．

つまり，「基準値」はあくまでも「平均値」であり，病気の有無は直接的には関係ありません．病気であっても数値は基準値内に収まる可能性はあるということです．

一方で「正常値」とは「あくまでも，"ある患者"にとって，その値が正常か異常かというものさし」です．

1992年以降の国際的なガイドラインの提唱から，現在の臨床現場では「基準値」という表現が一般化されています．

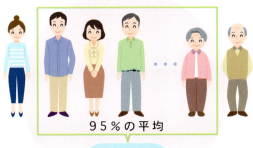

健康な人たちの値を平均したものが基準値

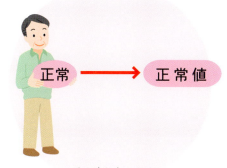

その人にとって，正常な値が正常値

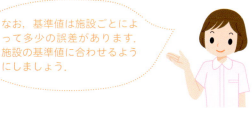

なお，基準値は施設ごとによって多少の誤差があります．施設の基準値に合わせるようにしましょう．

▶測定値に影響を与える原因

検査の基準値が，施設ごと，あるいはその検査に使用されている測定キットによって異なるだけでなく，以下に示す要因も測定値に影響を与える場合があります．

・性差，年齢差で基準値が違う場合
・妊娠，性周期により測定値が変動する場合
・薬物，運動，喫煙による影響
・食事内容や食事時間による影響
・検体保存方法による影響

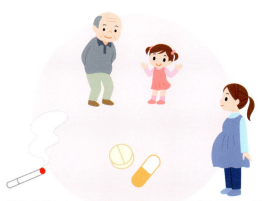

性別，年齢によって基準値が異なったり，妊娠や薬物の摂取，喫煙，食事内容などが測定値に影響を与えることがある

メモ

Part 3 看護技術

Contents
- 環境の調整………p.80
- 呼吸の管理………p.82
- 与薬………………p.94
- 経静脈栄養法：中心静脈栄養法〈IVH〉………p.99
- 創傷管理…………p.101
- 死後の処置………p.109

環境の調整

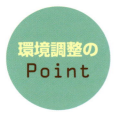

環境調整の
Point

- ナイチンゲールが『看護覚え書』で述べたように「**看護がなすべきこと，それは自然が患者に働きかけるのに最も良い状態に患者を置くこと**」であり，「**看護とは，新鮮な空気，陽光，暖かさ，清潔さ，静かさなどを適切に整え，これらを活かして用いること，また食事内容を適切に選択し適切に与えること，こういったことのすべてを患者の生命力の消耗を最小にするように整えること**」なのである．
- したがって，療養生活の場は，患者さんにとって安全で清潔な，心地よい環境でなければならない．適切な環境は，患者さんの持つホメオスタシス(生体の恒常性)の力を最大限に引き出すのに必要であり，環境の調整は，看護師の重要な役割といえる．

望ましい病室環境

『**医療法施行規則**』には，医療に関する選択の支援，医療の安全の確保等とともに，病院・診療所・助産所の構造設備の規定がある．

そのほかの法等においても，病室環境に関する基準が規定されている．

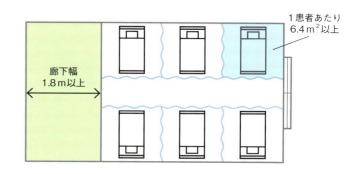

■ 望ましい病室環境とその基準値，根拠となる法律など

環境	基準値	根拠(法，その他)
窓	採光に有効な部分の面積はその居室の床面積に対して7分の1以上	建築基準法
廊下幅	一般病床：1.8m以上(両側居室2.1m)	医療法
病床の床面積	一般病床：1患者あたり 6.4m²以上	医療法
照度	100～200ルクス ※深夜の病室および廊下は，足下灯などによって1～2ルクス ※救急処置や注射などの作業では500～1000ルクス	JIS基準
騒音	50dB以下(夜間は40dB以下)	環境基本法
温度	夏：22℃±2　冬：19℃±2　　(ベッドの高さで測定)	不快指数など
湿度	夏：60～75％　冬：55～70％　　(ベッドの高さで測定)	建築物衛生法など
色彩	汚れの目立つ中性色(暖色系)	色彩心理学など
二酸化炭素	1,000ppm以下(大気中の0.04％)　※安静時の呼気では4％	建築物衛生法
換気	一般病棟：1時間に6回以上(内2回以上は外換気) 結核病棟：1時間に12回以上(内2回以上は外換気)	病院設備設計ガイドライン(HEAS)

HEAS：Healthcare Engineering Association of Japan Standard，日本医療福祉設備協会規格

解いてみよう！ 関連国試過去問題

第102回 午前38
医療法施行規則で規定されているのはどれか．
1. 病室の室温　　2. 病室の照度　　3. ベッドの高さ　　4. 1床あたりの床面積

正答　4

【解説】
医療法施行規則には，医療に関する選択の支援，医療の安全の確保等とともに，病院・診療所・助産所の構造設備の規定があり，一床当たりの面積について明記されている．その他の選択肢についての記載はない．病室の室温については，ヤグローの有効温度や修正有効温度(CET)，不快指数(DI)等が用いられている．病室の照度についてはJISに病院の照度基準がある．ベッドの高さは作業域との関係や転倒防止など目的によって設定される．

コラム　療養環境の整備

　環境整備は病室だけではありません．患者さんの療養する環境（ベッドとその周囲）に関しても環境整備は重要です．
　自宅から離れて入院生活を余儀なくされている患者さんにとっては，ベッドとその周囲は生活の場でもあります．そのため，快適かつ安全な療養環境を保つ必要があります．
　シーツや掛け物が乱れていると，それだけで不快になってしまいます．
　ベッド周囲の環境は病気はもちろんのこと，事故の発生にも大きく関与します．たとえば，環境整備をしたときに患者さんの私物を動かして，それを元の位置に戻さなかった場合，患者さんがそれを探すことで転倒・転落のリスクが高くなってしまい，安全が脅かされてしまいます．
　また，がん化学療法をしている患者さんを考えてみましょう．副作用による脱毛のために枕だけでなく，シーツやベッド周りにも毛髪が付着しているかもしれません．それに気づかず，枕カバーだけしか替えていないとしたら，清潔が保たれず，患者さんは不快に思うでしょう．
　以下に，実習での環境整備で注意すべきポイントを示します．

Point 1：環境整備前にベッドとその周囲の現状を確認しよう！
- 環境整備を行う前に，必ず患者さんの私物などの物品の位置を確認する．
- 壊れやすいものを確認し，事前に安全な場所に移動させておく．
- ADL（日常生活動作）の機能が低下し，1人で歩行すると転倒する可能性のある患者さんや徘徊の危険性がある患者さんでは，ベッドサイドに患者さんが降りた際にセンサーで第三者に知らせる離床センサーが設置されている場合もある．その場合は，センサーが作動しているかの確認を行う．

Point 2：清潔かつ的確に環境を整えよう！
- 焦って行う必要はないが，必要以上に時間をかけてしまい患者さんを待たせることのないように配慮する．
- 実習施設の感染対策に則り，ベッドの周囲の清掃，またはアルコールによる清拭消毒を行う．
- とくに頻回の清掃が必要な場所（汚染しやすい場所）としては，ベッド柵，ナースコール，機器のボタン類，ドアノブなどがある．またライトの上やテレビ，棚のなどのホコリは忘れやすいため，とくに注意して清掃を行う．

Point 3：ベッドの確認，物品の位置を戻しているか確認しよう！
- ベッドのオーバーテーブルの高さや位置が元のようになっているか，ストッパーをきちんとかけているか，を確認する．
- とくにオーバーテーブルに寄りかかったり，オーバーテーブルを支えにして立ち上がったり歩行していたりする患者さんであれば，オーバーテーブルのストッパーがかかっているか確認する．
- 杖歩行や麻痺のある患者さんでは，とくに環境整備の際にベッド周囲に危険なものがないかを確認し，杖は患者さんの手の届く位置に置く．
- ナースコールやテレビのリモコンなどが取りにくい位置に置かれていないか確認する．
- とくにせん妄のリスクが高い患者さん，自殺企図がある患者さん，自傷・他傷行為が見られる患者さんでは，ハサミやナイフなどの危険物が患者さんの周りに置かれていないか確認する．

引用・参考文献
小林美亜編：Basic & Practice 看護学テキスト 統合と実践―医療安全．学研メディカル秀潤社，2013．

呼吸の管理

呼吸と循環の調節のPoint

▶ 呼吸は生命活動の基本であり，呼吸不全は生命危機につながるさまざまな生体変化を引き起こす危険性がある．さらに，呼吸困難を自覚することは，患者さんに苦痛のみならず強い不安を与えてストレス状態を引き起こす．その結果，交感神経が興奮し，異化反応を促進するため，ますますホメオスタシスを乱すことになる．

▶ そのため，呼吸不全の危険性や呼吸管理の必要性を理解し，適切なケアを行い，患者さんが安楽な呼吸を保てるように努める．

酸素吸入

酸素吸入の目的

● 空気中の**酸素濃度(約21％)**より高濃度の酸素を投与し，動脈血酸素分圧(PaO_2)を上げて低酸素血症を改善する．

酸素吸入の適応

● PaO_2 30Torr以下……絶対的適応
● PaO_2 60Torr以下……臨床所見を確認しながら適応

■ 酸素解離曲線

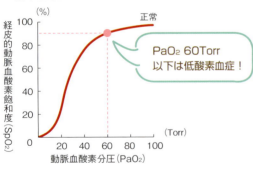

PaO_2 60Torr以下は低酸素血症！

■ 経皮的動脈血酸素飽和度(SpO_2)と動脈血酸素分圧(PaO_2)

SpO_2 (%)	PaO_2 (Torr)
98	100
95	80
90	60
75	40

SpO_2 90％＝PaO_2 60％をおぼえておこう！

ココで差がつく！

低酸素血症により起こる症状

★ 末梢で低酸素による組織傷害 ➡ **組織壊死**

★ 酸素不足のため末梢で嫌気性解糖促進
　　　　　　➡ **乳酸増加** ➡ **乳酸アシドーシス**

★ 酸素不足のためATP産生低下
　　　　　　➡ **体温上昇が妨げられる**

参考　在宅酸素療法

PaO_2 55Torr以下の者およびPaO_2 60Torr以下で睡眠時または運動負荷時に著しい低酸素血症をきたし，医師が必要と認めた場合は，在宅酸素療法の保険適用となります．

SpO_2の変化は小さくても，PaO_2では数値が大きく変化することに注意！

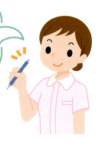

酸素吸入器具の種類と特徴

■酸素吸入器具の種類と特徴

器具	特徴	酸素濃度	着用イメージ
鼻カニューラ	●鼻腔から酸素を吸入する. ●低濃度酸素吸入に適している. ●酸素を吸入しながらの会話や食事が可能. ●固定が不十分なため，鼻孔からずれてしまいやすい.	22～40％	
酸素マスク	●マスク内にたまった呼気ガスを再吸入しないよう，酸素流量を5L/分以上にする必要がある. ●そのため吸入酸素濃度は40％以上となり，低濃度酸素吸入には適さない.	40～60％	
リザーバー付マスク	●二酸化炭素の蓄積の防止と，リザーバーバッグ内に十分な酸素をためるため，酸素流量は6L/分以上に設定する. ●呼気時にリザーバーバッグ内に酸素を貯留するため，最も高濃度の酸素吸入が行える. ●高濃度酸素を吸入するので患者さんの状態を常に観察する必要がある.	60～95％	
ベンチュリーマスク	●色分けされたダイリュータの使い分けで24～50％の安定した酸素濃度を維持できる. ●酸素流量は，ダイリュータに印字された指定流量に設定する.	24～50％	ダイリュータ
酸素テント	●上半身または頭部を，酸素を吹き込んだビニール製のテントで覆って酸素を投与する. ●酸素マスクや鼻カニューラが使えない患者さんや小児に用いられる. ●マスクのような圧迫感はないが，閉塞感や不安を伴う. ●テントの裾から酸素が漏れるため，濃度を保ちにくい.	40～50％	

酸素吸入中の加湿

- 日本呼吸器学会・日本呼吸管理学会の酸素療法ガイドラインでは「**鼻カニューラでは3L/分まで，ベンチュリーマスクでは酸素流量に関係なく酸素濃度40％まではあえて酸素を加湿する必要はない**」とされる.
- **リザーバー付マスク**では，1回換気量の多くが配管からの酸素（乾燥酸素）のため，加湿が必要である.

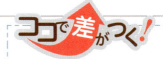

酸素療法中の加湿についてのガイドライン

★ **鼻カニューラでは3L/分まで，ベンチュリーマスクでは酸素濃度40％までは加湿する必要がない**
（日本呼吸器学会・日本呼吸管理学会の酸素療法ガイドライン）

★ **4L/分以下では加湿は必ずしも必要ない**
（米国呼吸療法協会）

★ **5L/分以下ではあえて加湿を行う根拠はない**
（米国胸部学会のCOPDガイドライン）

酸素吸入時の注意

- 酸素投与によってもPaO₂が十分に上昇しない場合や，PaO₂の上昇に伴いCO₂ナルコーシスをきたすおそれのある場合には，人工呼吸器の適応を考慮する必要がある．
- COPDなどで高二酸化炭素血症である患者さんに高濃度酸素吸入を行うと，**酸素中毒**や**CO₂ナルコーシス**を生じるおそれがあり危険である．
- 酸素吸入療法の合併症として，呼吸抑制，呼吸停止，酸素中毒症，全身けいれんなどがみられるため，パルスオキシメーターでSpO₂を確認するなど，十分な管理のもとで実施する必要がある．
- 酸素は支燃性をもつため，**火気厳禁！**（とくに酸素療法が必要な慢性閉塞性肺疾患［COPD］の患者さんは，ヘビースモーカーが多く，症状の悪化防止のためにも禁煙する）
- 酸素流量は医師の指示を守るよう指導する．
- 在宅酸素療法中は，食事や入浴時も酸素吸入を続ける．

■ 高二酸化炭素血症患者への高濃度酸素吸入

PaCO₂が持続的に高くなっている状態で高濃度酸素を投与すると……

↓

PaO₂が上昇

↓

末梢性化学受容体の興奮が低下

↓

呼吸中枢が刺激されなくなる

↓

酸素中毒やCO₂ナルコーシス
自発呼吸の減弱
意識障害
呼吸性アシドーシス

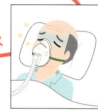

CO₂ナルコーシスを予防するためには，患者さんの既往歴を把握することや，SpO₂値などの呼吸だけでなく，意識障害の有無などを観察する必要があります．また，PaCO₂が慢性的に蓄積しているCOPD（慢性閉塞性肺疾患）などの患者さんが低酸素状態となった場合は，酸素を少量から慎重に投与します．

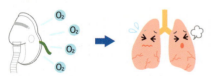

酸素中毒

★ 過剰な酸素が中枢神経系と肺に有害に作用している状態．高気圧酸素療法では，生体の細胞代謝が障害され，心窩部や前胸部の不快感・嘔吐・めまい・視野狭窄など，ときには短時間でけいれん発作と昏睡がみられます（急性酸素中毒）．

★ 酸素療法では，50％以上の高濃度酸素を長時間吸入することにより気道粘膜や肺胞が障害され，重篤な場合は呼吸不全におちいります．

★ 障害機序は酸素由来のフリーラジカルによる細胞障害が想定されています．

高濃度酸素を長時間吸入 → 気道・肺胞の障害

酸素ボンベの取り扱い

酸素ボンベの部位

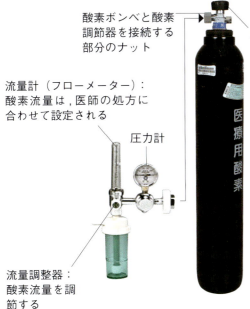

- 酸素ボンベと酸素調節器を接続する部分のナット
- バルブのハンドル部分：ボンベから流出する酸素の圧力を制御
- 流量計（フローメーター）：酸素流量は，医師の処方に合わせて設定される
- 圧力計
- 流量調整器：酸素流量を調節する

酸素ボンベの残量計算

酸素残量(L)＝ボンベ内酸素容量(L)× $\dfrac{圧力計の指針（残圧(MPa)）}{充填圧(14.7MPa)}$

例）14.7MPa充填で500L酸素ボンベの内圧計が4.4MPaを示している場合，

500（L）× 4.4（MPa）÷ 14.7（MPa）
＝ 500 × 4.4 ⁄ 14.7 ＝ 149.659 …… ≒ 150（L）

3.0L/分で流すと，
150（L）÷ 3（L/分）＝ 50（分）で50分使用可能

酸素ボンベの注意点

- 酸素ボンベの色：黒
- 高温・直射日光が当たるところに置かない
- 転落や転倒などによる衝撃を与えない（専用のボンベ台またはカートに乗せるかロープまたはチェーンを掛ける）

気管内チューブの取り扱い

- 気管内チューブのカフには空気を入れ，カフ圧は **15〜25cmH₂O** の適正な圧に保つ．
- カフ圧が低いと，気管内チューブが抜去されやすく，口腔内や鼻腔内の分泌物が気管内に流れ込む危険性がある．
- カフ圧が高すぎると，気管粘膜を圧迫して血行障害により粘膜を損傷する危険性がある．
- カフ内に液体を入れると，もしカフが破損した場合に，気管内に水分が入って誤嚥が生じ，**誤嚥性肺炎**を起こす危険性がある．

■ 気管内挿管

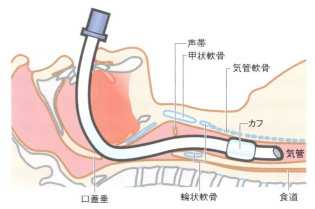

声帯／甲状軟骨／気管軟骨／カフ／気管／口蓋垂／輪状軟骨／食道

呼吸を安楽にする体位：起座位, ファウラー位

- 気管支喘息や肺炎, 気管支炎などで気道分泌物が多く, 喀出を促さなければならない場合は, 臥位にすると咳嗽しにくいため, 自ら上体を起こした起座位をとろうとする.
- 上体が高い起座位やファウラー位では, 重力によって腹腔臓器が下がるため, **横隔膜**が下降しやすくなる.
- 左心不全の状態で臥位をとると右心系への静脈還流の増加が生じるため肺血流も増加し, **肺うっ血**が生じて肺が膨張しにくくなる（肺コンプライアンスの減少が生じやすくなる）. それを防ぐため, 心不全の患者さんには, 心臓より足が低くなり, かつ安楽なファウラー位やセミファウラー位をとらせる.

■ 起座位 ➡ 重力によって横隔膜が下降

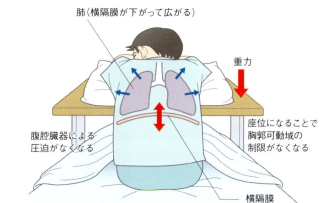

■ 仰臥位 ➡ 肺うっ血が生じる

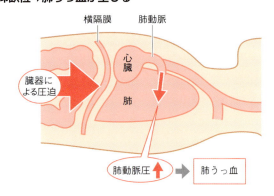

■ セミファウラー位 ➡ 肺うっ血を防ぐ

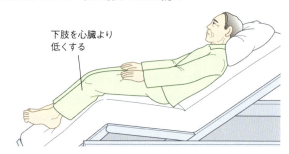

参考 左心不全による肺うっ血

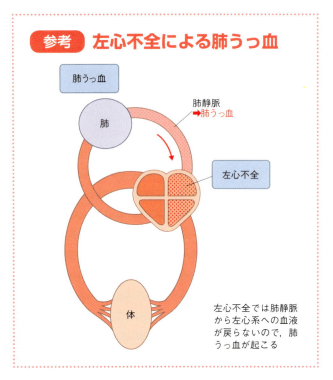

左心不全では肺静脈から左心系への血液が戻らないので, 肺うっ血が起こる

ココで差がつく！

下肢の浮腫を軽減する体位

★ 下肢の静脈還流を促して浮腫を軽減するためには, 臥位や心臓よりも下肢をやや高くする姿勢が効果的ですが, 左心不全では下肢に浮腫がみられても心臓への血流を少なくすることを優先するため, セミファウラー位とし, 下肢を心臓より高くならない位置まで挙上します.

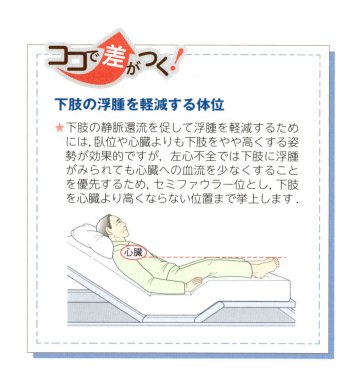

体位ドレナージ

- 体位ドレナージは，重力を利用して貯留している分泌物を移動させ，その刺激で咳嗽反射を促し，痰の喀出を援助する処置法である．
- 実施前に貯留痰を吸引して呼吸困難を軽減する．
- 体位ドレナージを行う前に，**ネブライザーによる吸入療法**を行い，痰を柔らかくしておくと効果的である．
- 体位ドレナージ後には必ず吸引を行う．
- 自分で体位変換ができても，痰の喀出が困難な患者さんであれば体位ドレナージの対象になる．
- 創部ドレーンが挿入されている場合には，ドレーン抜去や排液に注意しながら行う．

■体位ドレナージ

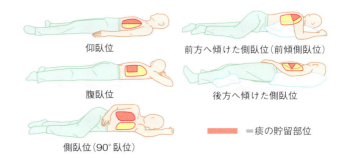

仰臥位　前方へ傾けた側臥位（前傾側臥位）
腹臥位　後方へ傾けた側臥位
側臥位（90°臥位）　　＝痰の貯留部位

気管内吸引

- 気管内吸引は，経鼻的または経口的に気管内挿管されている場合や気管切開が行われている場合に，気管内まで吸引カテーテルを挿入し，分泌物や貯留物を除去するものである．
- 気管内は，鼻腔内や口腔内と異なり，**無菌的**に扱わなければならない．
- 吸引カテーテルを把持する手（利き手）に滅菌手袋を装着する．もう一方の手も感染予防のため手袋を装着したほうがよいが，滅菌手袋である必要はない．
- 気道粘膜の損傷を防ぐため，吸引圧は始め80〜100mmHgに設定し，痰の粘稠度に応じて徐々に上げるが，**150mmHg**以下に調節する．
- 1回の吸引は**10〜15秒**とする．吸引は分泌物のみならず気道内や肺胞内の酸素も吸引するため，低酸素血症を起こす危険性がある．
- 吸引後は，カテーテルの閉塞を予防するため滅菌蒸留水を通す．生理的食塩水である必要はない．
- 吸引中は無呼吸となるので，低酸素血症を予防するために吸引前にジャクソンリースまたはアンビューバッグを気管内チューブと接続し，数回換気する．

■気管内吸引

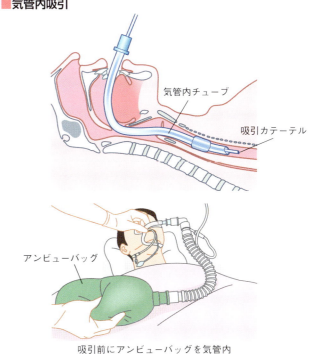

気管内チューブ
吸引カテーテル
アンビューバッグ

吸引前にアンビューバッグを気管内チューブと接続し，数回換気する

排痰法

■パーカッション
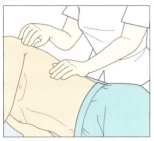
呼気時に手をカップ状にして胸郭をたたく.

■バイブレーション
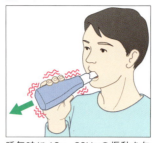
呼気時に12〜20Hzの振動を与えて痰の移動を促す.

■スクイージング
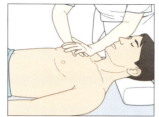
上葉へのスクイージング

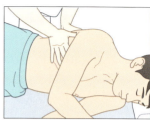
下葉へのスクイージング

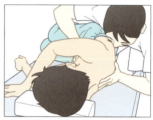
中葉へのスクイージング

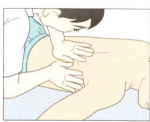
後肺底区へのスクイージング

胸壁を呼気時に圧迫して気道分泌物の移動を促す.

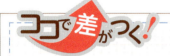

用手的呼吸介助法

★呼吸時の胸郭運動を用手的に介助する方法.

★患者さんの胸郭に手掌面をあて,呼気時に胸郭を圧迫し,吸気時に開放する動作を繰り返す.

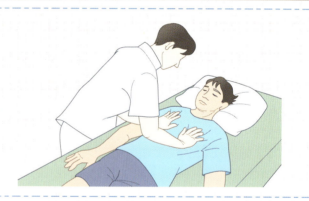

胸腔ドレナージ

胸腔ドレナージの目的

- 胸腔内に貯留した滲出液や分泌液，血液や空気を体外に排出させる目的で行われる．

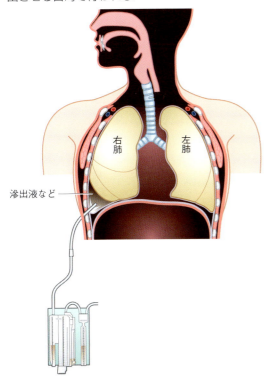

胸腔ドレーンの挿入

❶ 排液の場合

- 中腋窩線上第5・6肋間，または後腋窩線上第7・8・9肋間に挿入（体液が胸腔内の下部に貯留するため）．
- 20～24Frの太いドレーンを使用する．

❷ 脱気の場合

- 中腋窩線上第2肋間または第3肋間に挿入（空気は胸腔内の上部に貯留するため）．
- 12～18Frの細いドレーンを使用する．
- 胸腔穿刺による脱気後，持続吸引による胸腔ドレナージで十分に時間をかけて肺を拡張させる．

■ 胸腔ドレーンの挿入部位

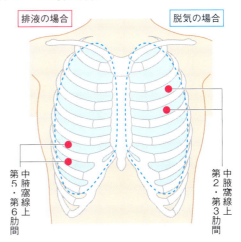

胸腔ドレナージの適応

- 気胸，血胸，膿胸，乳び胸，胸水（結核性胸膜炎，癌性胸膜炎，肺炎，心不全など）の患者さん．
- 肺，胸腺，食道，心臓などの開胸手術後の患者さん．

■ 胸腔ドレナージが必要となる場合

	①胸腔に気体が貯留したとき	②胸腔に液体（胸水など）が貯留したとき	③開胸手術後や胸腔内操作後
どんなとき？			
何のため？	・脱気により気胸を改善するため	・排液により治療または症状緩和をはかるため	・胸腔内に貯留した液体や気体を排出する ・術後出血の程度を知る

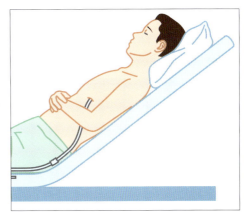

胸腔ドレナージのしくみ

● 胸腔ドレナージでは，排液ボトル，水封室，吸引圧制御ボトルからなる三連結式システムが用いられる．

■ 三連結式システムのしくみ

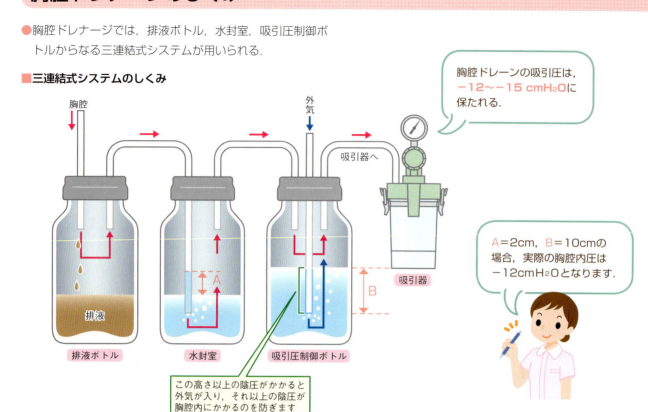

■ ドレナージバッグのしくみと注意点

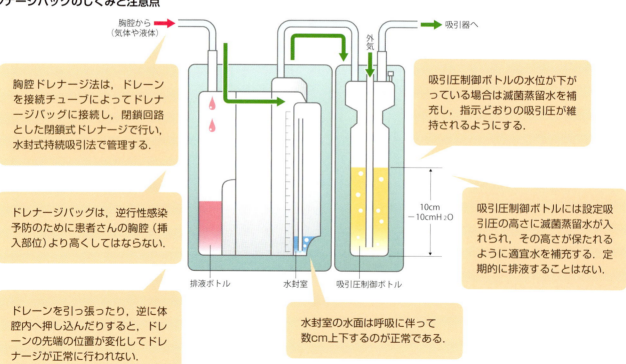

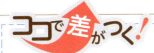

ドレナージバッグのその他の注意点

胸水の場合
★ 排液ボトルに貯留している排液の性状・色を観察する．

★ 胸水のドレナージで水封室に連続的に気泡が出現する場合，接続の外れなどによるエアリーク（空気漏れ）である．

★ 胸水のドレナージで逆流防止弁のついていない装置の場合には，逆流防止のため，歩行時に胸腔ドレーンをクランプする．

気胸の場合
★ 呼吸困難が消失しても，十分に肺の再膨張が確認されるまでドレナージを継続する．

★ 気胸のドレナージで水封室に気泡が見られない場合，ドレーンの閉塞である．

★ 気胸の場合には胸腔ドレーンのクランプは行わない．

その他
★ 水封室の水面が呼吸に伴い上下していなければ，ドレーンの閉塞が考えられる．

★ ドレナージ中の輸液は禁止されない．

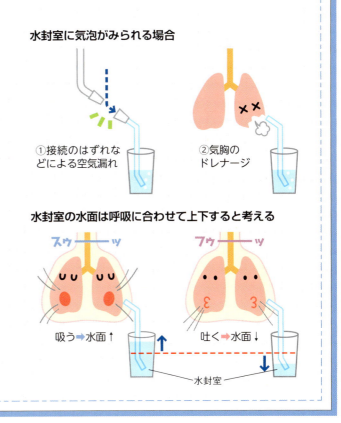

解いてみよう！　関連国試過去問題

第104回　午前43
ベンチュリーマスクによる酸素吸入で正しいのはどれか．
1. 最適な酸素流量は18L/分である．
2. 酸素流量に関係なく加湿器が必要である．
3. 24〜50％の安定した吸入酸素濃度が得られる．
4. マスクに空気を溜めることのできるバッグがある．

正答　3

【解説】
ベンチュリーマスクは，色分けされたアダプター（ダイリュータ）を使い分けることにより，24〜50％の安定した酸素濃度を維持できる．酸素流量は，ダイリュータに印字された指定流量に設定する．日本呼吸器学会・日本呼吸管理学会の酸素療法ガイドラインでは「鼻カニュラでは3L/分まで，ベンチュリーマスクでは酸素流量に関係なく酸素濃度40％まではあえて酸素を加湿する必要はない」とされている．空気を溜められるバッグがあるのはリザーバー付マスクである．

第103回追試　午前23
酸素ボンベ内に残っている酸素の量を確認できるのはどれか．
1. 圧力計の示す値
2. 酸素ボンベの重量
3. 酸素流量計の目盛
4. バルブを開けた時の噴出音

正答　1

【解説】
酸素ボンベ内に残っている酸素の量を確認できるのは圧力計の示す値である．残留酸素量の計算は，[ボンベの内容積(L)×現在の圧力計の値(MPa)×10×0.8(安全係数)]で計算できる．酸素流量計の目盛は，酸素の流量を示す．酸素ボンベの重量は，7,000Lの場合，空で53kg，満タンで63kgと重く，ボンベの重量を量ることは労力の無駄である．バルブを開けた時の噴出音ではガスが残っているという事実のみで，残量はわからない．

第103回　午後44
気管内挿管中の患者の体位ドレナージの実施について適切なのはどれか．
1. 実施前後に気管内吸引を行う．
2. 体位ドレナージ後に吸入療法を行う．
3. 自分で体位変換できる患者には行わない．
4. 創部ドレーンが挿入されている場合は禁忌である．

正答　1

【解説】
体位ドレナージは，重力を利用して貯留している分泌物を移動させ，その刺激で咳嗽反射を促し，喀痰を援助する．実施前に貯留痰を吸引して呼吸困難を軽減する．体位ドレナージを行う前にネブライザー吸入で痰をやわらかくしておくと効果的である．体位ドレナージ後には必ず吸引を行う．自分で体位変換ができても，喀痰が困難な患者が対象になる．創部ドレーンが挿入されている場合には，ドレーン抜去や排液に注意しながら行う．

第103回　午後23
気管内吸引の時間が長いと低下しやすいのはどれか．
1. 血圧　　2. 体温　　3. 血糖　　4. 動脈血酸素飽和度〈SaO_2〉

正答　4

【解説】
吸引は分泌物のみならず，気道内や肺胞内の酸素も吸引するため，低酸素症を起こしやすい．したがって，動脈血酸素飽和度（SaO_2）が低下しやすい．低酸素状態はストレスとなり，交感神経を興奮させるため，血圧は上昇し，体温も軽度上昇し，血糖も上昇する．吸引中は無呼吸となるので，低酸素血症を予防するために，吸引前にジャクソンリースまたはバッグバルブマスク（アンビューバッグ）を気管内チューブと接続し，数回換気する．1回の吸引は10〜15秒とする．

第103回　午前44

胸壁を呼気時に圧迫して気道分泌物の移動を促す手技はどれか．

1．振動法　　2．咳嗽誘発法　　3．スクイージング　　4．用手的呼吸介助法　　　　　　　　　　正答　3

【解説】
胸壁を呼気時に圧迫して気道分泌物の移動を促す排痰援助手技は，スクイージングである．振動法にはパーカッションやバイブレーションがある．パーカッションは，呼気時に手をカップ状にして胸郭をたたく．バイブレーションは，呼気時に12〜20Hzの振動を加えて痰の移動を促す．用手的呼吸介助法は，胸郭運動を用手で他動的に介助する方法である．患者の胸郭に手掌面を当て，呼気時に胸郭を圧迫し，吸気時には開放を繰り返す．

第102回　午前41

水封式持続吸引法による胸腔ドレナージについて正しいのはどれか．
1．ドレーンの回路は開放式である．
2．水封室の水面は呼吸に伴って上下に動く．
3．吸引圧は－50〜－100cmH$_2$Oに調整する．
4．ドレーンバッグは挿入部よりも高く設置する．　　　　　　　　　　　　　　　　　　　　　　正答　2

【解説】
水封式持続吸引法による胸腔ドレナージでは，ドレーンを接続チューブによってドレーンバッグに接続して閉鎖回路とした，閉鎖式ドレナージが行われる．水封室の水面は呼吸に伴って数cm上下するのが正常である．水封室に連続的に気泡が出現する場合はエアリーク（空気漏れ）で異常である．吸引圧は，-12〜-15cmH$_2$Oに設定される．逆行性感染を予防するため，ドレーンバッグは挿入部位よりも高くならないように注意する．

与薬

与薬に関する看護技術のPoint

▶ 薬物は人体にとって異物であり，用法によっては有害な毒物にもなりうる．適切な薬効が得られ，治療が最も有効に行われるためには，各種薬物の性質や禁忌，取り扱い方法について十分に理解しておく必要がある．

▶ 薬物を適切に取り扱うことはもちろん，使用中の異常を発見できるよう，必要な観察項目についても理解しておかなければならない．

薬物の種類と取り扱い方法

麻薬

- 各種のがんによって生じる中等度から高度の疼痛に対して，鎮痛などの目的で使用される．
- 定時鎮痛薬として徐放製剤を使用中に鎮痛効果が不十分な場合には，徐放製剤と同じ成分の速放製剤を**レスキュードーズ**として使用する．
- レスキュードーズには，モルヒネ速放製剤，モルヒネ坐薬，オキシコドン速放製剤を用いる．

■フェンタニル貼付剤の注意点

- 常温保存でよいが，高温にならないようにする．
- 使用部位の温度が上昇するとフェンタニルの吸収量が増加し，過量投与になるため，貼付したまま40℃以上の湯に長時間（30分以上）浸かることは避ける．シャワー浴は問題ない．
- 皮膚炎予防のため，**貼付部位を毎回変える**．
- 速効性がないため，レスキュードーズとしては使用できない．

■定時鎮痛薬とレスキュードーズ

定時鎮痛薬	レスキュードーズ
モルヒネ徐放製剤	モルヒネ速放製剤
オキシコドン徐放製剤	モルヒネ坐薬
フェンタニル貼付剤	オキシコドン速放製剤

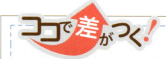

麻薬の管理

麻薬の管理は，以下のように定められています．

★ **麻薬及び向精神薬取締法**により，麻薬施用者の免許は医師・歯科医師・獣医師，**麻薬管理**者の免許は**医師・歯科医師・獣医師・薬剤師**，と定められている．

★ 麻薬は，病棟では毒薬と同様に**鍵をかけて保管**する（毒薬とは同じ場所で保管しない）．

★ 使用後のアンプルは，残った薬剤を廃棄せずすみやかに薬剤部に返納する．

★ 麻薬を紛失した場合は，**麻薬管理者**が**都道府県知事**に届け出る．

血液製剤

- 赤血球液は，全血から赤血球のみを取り出したもので，重度の貧血や出血などの治療に用いられ，濾過装置が備わった専用の輸血セットを用いる．
- 血小板は使用直前まで**振盪保存**する．

■血液製剤の種類，有効期間，保存温度

品名	有効期間	保存温度
赤血球液	採血後21日間	2〜6℃
洗浄赤血球液	製造後48時間	
濃厚血小板	採血後4日間	20〜24℃で振盪保存
新鮮凍結血漿	採血後1年間	−20℃以下
人全血液	採血後21時間	2〜6℃
合成血液	製造後48時間	

- 血液製剤は，病棟で長時間保管されることを防ぐため，輸血開始直前に薬剤部から受領する．
- 通常の輸血では，加温の必要はない．

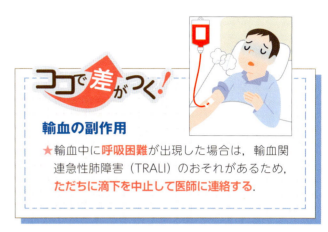

輸血の副作用

★ 輸血中に**呼吸困難**が出現した場合は，輸血関連急性肺障害（TRALI）のおそれがあるため，**ただちに滴下を中止して医師に連絡する**．

TRALI：transfusion related acute lung injury，輸血関連急性肺障害

坐薬

- 坐薬は肛門，または腟に使用する固形の外用薬である．
- 直腸坐薬は，内肛門括約筋よりも内側に入るよう**肛門から4〜5cm**挿入し，直腸粘膜から薬物を吸収させる．
- 気温の高くなる夏場は室温保存ではなく，**冷所保存**する．
- 人工肛門に使用する場合，血中濃度が低くなり作用が弱くなるため，量を増やして使用する．

■坐薬の基剤

油脂性基剤	体温によって溶解して薬物を放出するため，融点が34〜39℃となっている
水溶性基剤	分泌液に徐々に溶解し薬物を放出するため，融点は50〜60℃となっている

■肛門の解剖

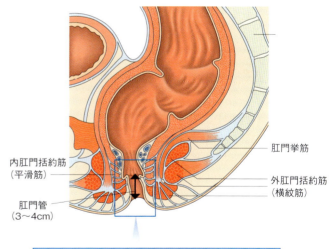

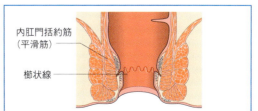

点滴静脈内注射の管理

- 点滴静脈内注射中に薬剤の**血管外漏出**が起こると，周辺組織が傷害される．
- 初期症状は急性炎症反応であり，**発赤**や**腫脹**，**疼痛**などが現れる．
- 一般的な輸液製剤や抗菌薬では，急性炎症反応後，時間の経過とともに症状は消失する．
- 刺入部周辺の疼痛，皮膚の腫脹など血管外漏出を疑う症状を認めた場合，**ただちに薬剤の滴下を中止し医師に連絡**する．

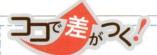

抗がん薬の血管外漏出

抗がん薬の血管外漏出では急性炎症反応の後も組織傷害が進む．**水疱**が形成され，**潰瘍**が出現し，**皮膚壊死**にいたります．

抗がん薬点滴中に確認すべき症状
- 疼痛　● 熱感　● 腫脹　● 硬結
- 刺入部からの液漏れや出血
- 発赤　● 違和感

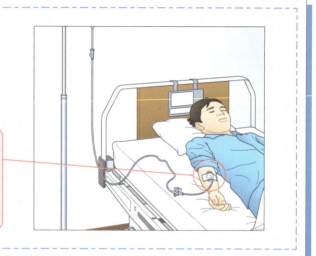

与薬の禁忌

塩化カリウム製剤の禁忌

- **重篤な腎機能障害**：前日の尿量が500mL以下あるいは投与直前の排尿が1時間あたり20mL以下の患者さんに投与すると，高カリウム血症が悪化する．
- **副腎機能障害（アジソン病）**：高カリウム血症が悪化する．
- **高カリウム血症**：不整脈や心停止を引き起こすおそれがある．
- **高カリウム血性周期性四肢麻痺**：発作と高カリウム血症が誘発される．
- エプレレノン（選択的アルドステロン阻害薬：副作用に高カリウム血症）投与中．
- 過敏症の既往歴．

麻薬性鎮痛薬の禁忌

- **重篤な呼吸抑制，気管支喘息発作，重篤な肝障害，けいれん状態，急性アルコール中毒**，アヘンアルカロイドに対し**過敏症，出血性大腸炎の患者**など．

ステロイドの禁忌

- 麻疹，水痘，有効な抗菌薬の存在しない感染症，深在性真菌症．

解いてみよう！ 関連国試過去問題

第103回追試　午前48
フェンタニル貼付剤について適切なのはどれか．
1．冷蔵庫で保存する．
2．貼付部位は毎回変える．
3．シャワー浴のときは，はがす．
4．痛みが強くなったら，もう1枚貼付する．

正答　2

【解説】
フェンタニルは合成麻薬で，分子量が小さく脂溶性も高いため，皮膚からの吸収が良好であることから持続性の経皮吸収型製剤として使用される．保管は常温保存でよいが高温にならないようにする．使用部位の温度が上昇するとフェンタニルの吸収量が増加し，過量投与になるため，40℃以上の長時間（30分以上）の入浴は避けたほうがよいが，シャワー浴は問題ない．貼付剤は皮膚炎予防のため，毎回部位を毎回変える．速効性はないため，痛みが強くなったときはレスキュードーズとしてモルヒネ製剤が用いられる．

第103回　午後45
赤血球濃厚液の輸血について正しいのはどれか
1．専用の輸血セットを使用する．
2．使用直前まで振盪させて使用する．
3．使用直前に冷蔵庫から取り出して使用する．
4．呼吸困難出現時は滴下数を減らして続行する．

正答　1

【解説】
赤血球濃厚液は，全血から赤血球のみを取り出したもので，重度の貧血や出血などの治療に用いられる．濾過装置が備わった専用の輸血セットを用いる．2〜6℃で保存される．使用直前まで振盪保存されるのは血小板である．病棟で長時間保管されることを防ぐため，輸血開始直前に薬剤部から受領してクーラーバッグに入れる．通常の輸血では加温の必要はない．輸血中に呼吸困難が出現した場合は，ただちに滴下を中止して医師に連絡する．

第103回　追試午後44
坐薬について適切なのはどれか．
1．油脂性の坐薬は室温で保存する．
2．人工肛門への使用は無効である．
3．有効成分は直腸粘膜から直接吸収される．
4．成人では肛門から1cmのところまで挿入する．

正答　3

【解説】
坐薬は肛門または腟に使用する固形の外用薬である．直腸坐薬は肛門から直腸内に挿入し，直腸粘膜から薬物を吸収させる．油脂性基剤は体温によって溶解して薬物を放出するため融点が34〜39℃となっている．水溶性基剤は分泌液に徐々に溶解し薬物を放出するために融点は50〜60℃となっている．気温の高くなる夏場は室温保存ではなく冷所保存する．人工肛門へ使用する場合，直腸も血中濃度が低くなるため作用が弱いため，量を増やして使用される．挿入するときは肛門内括約筋よりも内側に入るように4〜5cm挿入する．

第 104 回　午後 42
抗癌薬の点滴静脈内注射中の患者が刺入部の腫脹と軽い痛みを訴え，看護師が確認した．直ちに行うのはどれか．
1. 刺入部を温める．
2. 注入を中止する．
3. 注入速度を遅くする．
4. 点滴チューブ内の血液の逆流を確認する．

正答　2

【解説】
抗癌薬の点滴静脈内注射中の患者が刺入部の腫脹と軽い痛みを訴えている場合には，血管で点滴漏れが生じている可能性が高い．抗癌薬は細胞傷害性が強い薬剤であるため，看護師は確認したらただちに注入を中止して医師に連絡する必要がある．腫脹は炎症の徴候である．温めると炎症を助長するため冷やす．点滴チューブ内の血液の逆流の確認は，滴下が止まり閉塞を疑う場合に行う．

第 100 回　午後 18
（第 103 回追試　午後 17）
無尿時に，原則として投与が禁忌なのはどれか．
1. マグネシウム　　　2. ナトリウム　　　3. カリウム　　　4. クロール

正答　3

【解説】
無尿は1日の尿量が100mL以下である．尿の排泄によって酸塩基平衡の腎性調節が行われるため，腎不全などで尿が排泄されない場合，血液はアシドーシスに傾き血清カリウム値の上昇が生じる．高カリウム血症は心不全を引き起こすため，無尿時にはカリウムの投与は禁忌であり，カリウム保持性利尿薬も使用しない．

経静脈栄養法：中心静脈栄養法〈IVH〉

経静脈栄養法：中心静脈栄養法〈IVH〉の管理のPoint

- 経静脈栄養法は，確実に栄養補給を行える一方で，静脈を穿刺することにより感染の危険性が生じる．そのため，**中心静脈カテーテル関連血流感染症(CLABSI：central line associated bloodstream infection)** のリスクを理解し，感染予防に努めなければならない．
- 中心静脈栄養法(IVH：intravenous hyperalimentation)では高カロリー輸液を行うため，高血糖に注意して定期的に血糖値を確認する必要がある．

中心静脈カテーテル挿入の目的

- 高カロリー輸液投与(**中心静脈栄養法**)．
- 周術期管理(中心静脈圧測定，カテコラミン投与)．
- 末梢でのルート確保が困難な場合．

■中心静脈カテーテルに使用される主要な血管

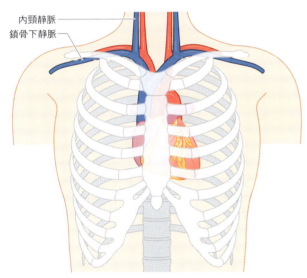

直接心臓へ流入する中心静脈(上大静脈・下大静脈)につながる静脈で，心臓に最も近く大きな静脈である．内頸静脈や鎖骨下静脈などを穿刺する．

中心静脈栄養法の管理

- 中心静脈栄養法では高血糖になりやすいため定期的に血糖値を確認する必要がある．
- カテーテルの刺入部位は，感染予防と同時に，異常の早期発見のための観察ができるよう，透明なフィルムドレッシング材で覆う．

■CDCガイドライン2011によるドレッシング材・輸液セット交換の目安

ドレッシング材の交換	5～7日ごとに交換し交換時に消毒を行う
輸液セットの交換	96時間以上7日以内の間隔で交換する(ただし血液や血液製剤，脂肪製剤等は細菌が増殖しやすいため，24時間以内に交換)

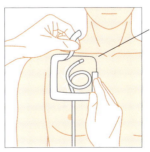

透明なフィルムドレッシング材
(5～7日ごとに交換)

中心静脈カテーテル関連血流感染症（CLABSI）

- **起炎菌**：黄色ブドウ球菌，コアグラーゼ陰性黄色ブドウ球菌，腸球菌，グラム陰性菌，カンジダ．
- CLABSI予防のために，カテーテル挿入前の手洗い，挿入時のマスク・帽子・滅菌手袋・ガウンの着用など，最大限の清潔操作をする．
- やむを得ない場合を除き，大腿静脈は使用せず，緊急で使用した場合などは24時間以内に抜去する．
- 刺入部位の消毒では，ポビドンヨードはクロルヘキシジンと比較して感染率が高いため，使用は推奨されない[1]．

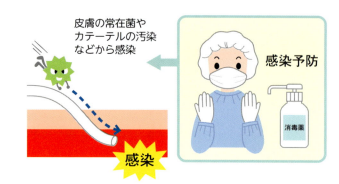

■ 中心静脈カテーテルのドレッシング材の交換と消毒

①手指衛生を行う
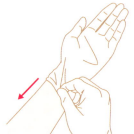
速乾式手指消毒薬

②未滅菌手袋を着用する
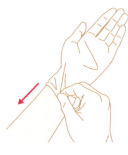

③ドレッシング材をはがす
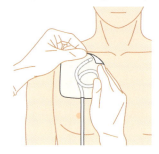

④手袋を外し手指衛生を行う
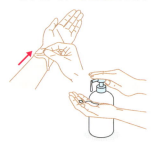

⑤未滅菌手袋を着用する
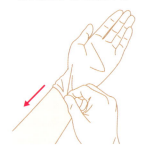

⑥刺入部位を消毒する
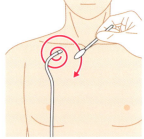
刺入部位から外側に向かって円を描くように消毒する

⑦新しいドレッシング材で被覆する
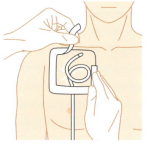

⑧手袋を外し手指衛生を行う
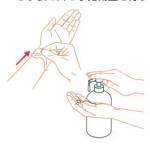

解いてみよう！ 関連国試過去問題

第102回 午前40
入院中の患者における中心静脈栄養法〈IVH〉の管理で適切なのはどれか．
1．刺入部は毎日消毒する．
2．定期的に血糖値を確認する．
3．カテーテルの刺入部は見えないように覆う．
4．輸液セットはカテーテルを抜去するまで交換しない．

正答　2

【解説】
中心静脈栄養法では高血糖になりやすいため定期的に血糖値を確認する必要がある．カテーテルの刺入部は透明なフィルムドレッシングで覆う．感染予防と同時に異常の早期発見のための観察ができる．CDCガイドライン2011ではドレッシング材の交換は最低7日ごととされる．交換時に消毒を行う．輸液セットは96時間以上の間隔をあけ，少なくとも7日ごとに交換するが，血液や血液製剤，脂肪製剤等は細菌が増殖しやすいため24時間以内に交換する．

参考文献
1) Chaiyakunapruk N, et al : Chlorhexidine compared with povidone-iodine solution for vascular catheter-site care: a meta-analysis. Ann Intern Med, 136(11) : 792-801. 2002.

創傷管理

創傷管理に伴う技術のPoint

- 感染や低栄養状態などさまざまな原因により創傷治癒が遅延すると，瘢痕や機能障害といった不利益が生じ，患者さんの不快感や不安感を強める可能性がある．一方，創傷がきれいに治癒することは，外見だけではなく，患者さんの心身の回復によい影響を与える．
- そのため，創傷治癒過程を理解して治癒を阻害する要因を除去し，治癒を促進するための援助を行う必要がある．
- 長期安静臥床の患者さんなど，褥瘡の発生の危険因子を持つ患者さんは褥瘡発生の危険度を判定し，予防に努めなければならない．

▶ 創傷の治癒形式

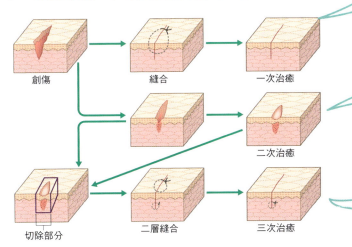

- **一次治癒**：縫合により創面を密着させた創の治癒
  鋭い刃物や手術などで切った傷が縫合されて，すみやかに組織が修復し，傷口もきれいに治る状態．
- **二次治癒**：褥瘡など，解放した創の瘢痕治癒
  組織欠損が多い傷や感染した傷，木や砂などの異物が入っていて縫合できなかった傷を，感染を抑えながら自然に治るのを待った状態．傷は幅広く不整で，皮膚の陥没や色調の異常も見られる．
- **三次治癒**
  二次治癒の途中で感染していないことや異物がないことがわかった時点で，傷のまわりを切り縫合した場合や，傷が閉鎖されたあとに目立つ傷が残った場合にきれいにするために形成外科医が手術した三次縫合で，その結果治癒すること．

▶ 創傷の治癒過程

1）炎症期：受傷後4〜5日

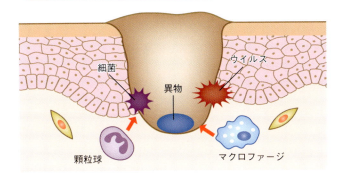

- 皮膚が損傷を受けると，皮膚が断裂して組織の破壊が起こる．血管も断裂して局所に出血する．
- 血液に含まれている血小板は，断裂した膠原線維に付着すると活性化し，その活性化した血小板はさらに他の血小板を付着させて活性化し，血液凝固のカスケードが生じて止血が起こる．
- 破壊された色々な細胞の細胞膜では，アラキドン酸系の連鎖反応が起こり，プロスタグランジンが産生されるなど，

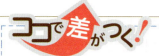

炎症の4徴

- ★**発赤**：毛細管の拡張で赤くなる．
- ★**腫脹**：滲出液で組織に浮腫が生じる．
- ★**発熱**：アラキドン酸代謝物（プロスタグランジン）により視床下部の発熱中枢が反応して発熱する．
- ★**疼痛**：アラキドン酸代謝物が自由神経終末に作用して疼痛が生じる．

- さまざまな炎症の化学物質（ケミカルメディエーター）が放出される．
- 毛細管の壁を作っている内皮細胞の間にすき間が生じ，リンパ球，顆粒球，単球が滲出液として血管から抜け出して傷口へと移動する（＝白血球遊走）．
- 単球は破壊物を取り込む貪食作用によってマクロファージ（＝貪食細胞）となり，創部の清浄化が行われる．

2）増殖期（肉芽形成期）：受傷後1〜2週間

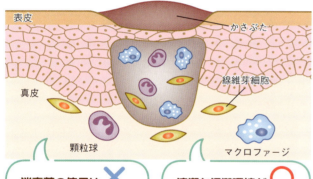

- 破壊された細胞から放出されたさまざまな化学物質の刺激によって，線維芽細胞が膠原繊維（コラーゲン）を生成するが，この時期のコラーゲンはまだ細く危うい．
- 血管内皮細胞が分裂を開始し，血管を新生する．
- 線維芽細胞の産生したコラーゲンに支えられて毛細血管が発達し，そこへ流れ込む新鮮な血液が線維芽細胞に栄養や酸素を供給し，さらにコラーゲンの産生を促すという自己増殖のサイクルが構成され，肉芽組織となる．
- 良好な肉芽組織で覆われた創において，ケラチノサイト（ケラチン産生細胞＝表皮細胞）が遊走・増殖した再生上皮が形成され（上皮化），筋線維芽細胞による創収縮が生じるという2つの機序で創面積が縮小していく．
- 上皮化は基底層以外の非増殖細胞が移動して1層の上皮細胞層を形成した後に基底細胞が移動・増殖し完了する．

3）成熟期

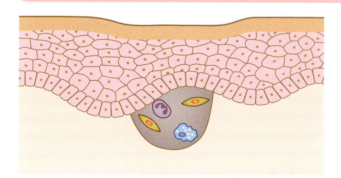

- 線維芽細胞の活性が落ちてコラーゲンの生成が少なくなり，コラーゲンの生成量と分解吸収量が同じになって，見た目には安定して変化がない状態になる．
- 肉芽組織が真皮に近い丈夫な組織になり，瘢痕(はんこん)が形成される（瘢痕化※）．
- 当初赤みを帯びていた瘢痕は数か月かけて白く軟らかく成熟化する．

※瘢痕化：創傷の欠損部分が清浄化され，肉芽組織が欠損部を埋めていき，だんだんと真皮に近い丈夫な瘢痕組織に変わっていく状態のこと．

褥瘡

褥瘡発生の危険因子と褥瘡好発部位

- 褥瘡は持続的な圧迫により発症する皮膚および皮下の損傷であり，末梢の循環不全により組織が壊死した状態である．
- 褥瘡発生には，下表に示したような危険因子があり，骨が突出した部位が好発部位となる．

■ 褥瘡発生の危険因子

基本的動作能力	ベッド上：自力で体位変換ができない． 車椅子上：座位姿勢が保てない，除圧ができない．
病的骨突出	筋肉・皮下組織が廃用性萎縮などにより減少し，骨が突出している．
関節拘縮	関節可動域制限により体動が困難である．
栄養低下状態	低栄養による衰弱のため疾病に罹患しやすい状態である．
皮膚の浸潤	多汗，尿・便失禁のため皮膚が脆弱な状態になっている．
浮腫	皮膚のバリア機能が低下し，外力による損傷を受けやすい．

厚生労働省：褥瘡に関する診療計画書「褥瘡危険因子評価」(http://www.mhlw.go.jp/topics/2008/03/dl/tp0305-1i_0002.pdf)より引用

■ 褥瘡好発部位

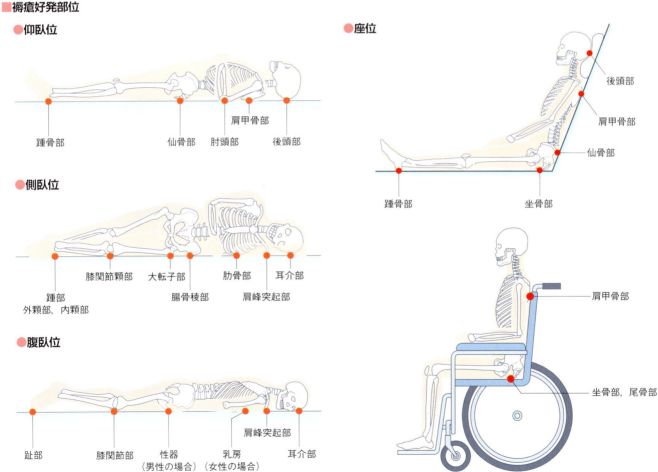

褥瘡の評価

❶ 褥瘡の深達度の分類
- 褥瘡の深達度の判定には，**NPUAP分類**を用いる．

❷ 褥瘡の重症度の分類
- DESIGN®褥瘡重症度分類用が用いられる．
- 褥瘡の経過評価にはDESIGN-R®褥瘡経過評価用ツールが用いられる．

■ NPUAP分類

ステージⅠ		通常，骨突出部位に限局する消退しない発赤を伴った損傷のない皮膚．暗色部位の明白な消退は起こらず，その色は周囲の皮膚と異なることがある．
ステージⅡ		スラフ※を伴わない，赤色または薄赤色の創底をもつ，浅い開放潰瘍として現れる真皮の部分欠損．破れていない，または開放した/破裂した血清で満たされた水疱として現れることがある． ※スラフ：臨床的に壊死組織は硬い黒色組織，もしくは軟らかい黄色組織を呈する．黒色組織を「エスカー」，黄色組織を「スラフ」とよぶ．
ステージⅢ		全層組織欠損．皮下脂肪は確認できるが，骨，腱，筋肉は露出していないことがある．スラフが存在することがあるが，組織欠損の深度がわからなくなるほどではない．ポケットや瘻孔が存在することがある．
ステージⅣ		骨，腱，筋肉の露出を伴う全層組織欠損．黄色または黒色壊死が創底に存在することがある．ポケットや瘻孔を伴うことが多い．

NPUAP：National Pressure Ulcer Advisory Panel，米国褥瘡諮問委員会

（模型製作：二ノ宮裕子）

■ DESIGN®褥瘡重症度分類用

Depth（深さ）	創内の一番深いところで判定し，真皮全層の損傷（真皮層と同等の肉芽組織が形成された場合も含める）までをd，皮下組織をこえた損傷をDとし，壊死組織のために深さが判定できない場合もこのDの範疇に含める．
Exudate（滲出液）	ドレッシング交換の回数で判定する．ドレッシング材料の種類は詳しく限定せず，1日1回以下の交換の場合をe，1日2回以上の交換の場合をEとする．
Size（大きさ）	褥瘡の皮膚損傷部の，長径(cm)と短径（長径と直交する最大径(cm)）を測定し，それぞれをかけたものを数値として表現するもので，100未満をs，100以上をSとする．持続する発赤の場合も皮膚損傷に準じて評価する．
Inflammation/Infection（炎症／感染）	局所の感染徴候のないものをi，感染徴候のあるものをIとする．
Granulation tissue（肉芽組織）	良性肉芽の割合を測定し，50％以上をg，50％未満をGとする．良性肉芽組織の量が多いほど創傷治癒が進んでいることになり，本来なら数値が逆であるが，大文字が病態の悪化を表現しているためこのような記述方法となった．なお，良性肉芽とは必ずしも病理組織学的所見とは限らず，鮮紅色を呈する肉芽を表現するものとする．
Necrotic tissue（壊死組織）	壊死組織の種類にかかわらず，壊死組織なしをn，ありをNとする．
Pocket（ポケット）	ポケットが存在しない場合は何も書かず，存在する場合のみDESIGNの後に-Pと記述する．たとえば，深さ，大きさ，壊死組織が重度であり，他が軽度でポケットの存在する場合は，DeSigN-Pと表記する．

©日本褥瘡学会/2013

❸褥瘡の発生危険度判定

- **ブレーデンスケール**が用いられる．ブレーデンスケールは6項目（①知覚の認知，②湿潤，③活動性，④可動性，⑤栄養状態，⑥摩擦とずれ）で評価される．
- 最低6点，最高23点で，点数が低いほど発生リスクが高い（ブレーデンスケールでの褥瘡発生の危険点：病院14点以下，施設・在宅17点以下が妥当）．

■ ブレーデンスケール

項目	1	2	3	4
①知覚の認知 圧迫による不快感に対して適切に対応できる能力	**全く知覚なし** 痛みに対する反応（うめく，避ける，つかむ等）なし．この反応は，意識レベルの低下や鎮静による．あるいは体のおおよそ全体にわたり痛覚の障害がある．	**重度の障害あり** 痛みのみに反応する．不快感を伝える時には，うめくことや身の置き場なく動くことしかできない．あるいは，知覚障害があり，体の1/2以上にわたり痛みや不快感の感じ方が完全ではない．	**軽度の障害あり** 呼びかけに反応する．しかし，不快感や体位変換のニードを伝えることが，いつもできるとは限らない．あるいは，いくぶん知覚障害があり，四肢の1，2本において痛みや不快感の感じ方が完全でない部位がある．	**障害なし** 呼びかけに反応する．知覚欠損はなく，痛みや不快感を訴えることができる．
②湿潤 皮膚が湿潤にさらされる程度	**常に湿っている** 皮膚は汗や尿などのために，ほとんどいつも湿っている．患者を移動したり，体位変換するごとに湿気が認められる．	**たいてい湿っている** 皮膚はいつもではないが，しばしば湿っている．各勤務時間中に少なくとも1回は寝衣寝具を交換しなければならない．	**時々湿っている** 皮膚は時々湿っている．定期的な交換以外に，1日1回程度，寝衣寝具を追加して交換する必要がある．	**めったに湿っていない** 皮膚は通常乾燥している．定期的に寝衣寝具を交換すればよい．
③活動性 行動の範囲	**臥床** 寝たきりの状態である．	**座位可能** ほとんど，または全く歩けない．自力で体重を支えられなかったり，椅子や車椅子に座るときは，介助が必要であったりする．	**時々歩行可能** 介助の有無にかかわらず，日中時々歩くが，非常に短い距離に限られる．各勤務時間中にほとんどの時間を床上で過ごす．	**歩行可能** 起きている間は少なくとも1日2回は部屋の外を歩く．そして少なくとも2時間に1回は室内を歩く．
④可動性 体位を変えたり整えたりできる能力	**全く体動なし** 介助なしでは，体幹または四肢を少しも動かさない．	**非常に限られる** 時々体幹または四肢を少し動かす．しかし，しばしば自力で動かしたり，または有効な（圧迫を除去するような）体動はしない．	**やや限られる** 少しの動きではあるが，しばしば自力で体幹または四肢を動かす．	**自由に体動する** 介助なしで頻回にかつ適切な（体位を変えるような）体動をする．
⑤栄養状態 普段の食事摂取状況	**不良** 決して全量摂取しない．めったに出された食事の1/3以上を食べない．蛋白質・乳製品は1日2皿（カップ）分以下の摂取である．水分摂取が不足している．消化態栄養剤（半消化態，経腸栄養剤）の補充はない．あるいは，絶食であったり，透明な流動食（お茶，ジュース等）なら摂取したりする．または，末梢点滴を5日間以上続けている．	**やや不良** めったに全量摂取しない．普段は出された食事の約1/2しか食べない．蛋白質・乳製品は1日3皿（カップ）分の摂取である．時々消化態栄養剤（半消化態，経腸栄養剤）を摂取することもある．あるいは，流動食や経管栄養を受けているが，その量は1日必要摂取量以下である．	**良好** たいていは1日3回以上食事をし，1食につき半分以上は食べる．蛋白質・乳製品を1日4皿（カップ）分摂取する．時々食事を拒否することもあるが，勧めれば通常補食する．あるいは，栄養的におおよそ整った経管栄養や高カロリー輸液を受けている．	**非常に良好** 毎食おおよそ食べる．通常は蛋白質・乳製品を1日4皿（カップ）分以上摂取する．時々間食（おやつ）を食べる．補食する必要はない．
⑥摩擦とずれ	**問題あり** 移動のためには，中等度から最大限の介助を要する．シーツでこすれずに体を移動することは不可能である．しばしば床上や椅子の上でずり落ち，全面介助で何度も元の位置に戻すことが必要となる．けいれん，拘縮，振戦は持続的に摩擦を引き起こす．	**潜在的に問題あり** 弱々しく動く．または最小限の介助が必要である．移動時皮膚は，ある程度シーツや椅子，抑制帯，補助具などにこすれている可能性がある．たいがいの時間は，椅子や床上で比較的良い体位を保つことができる．	**問題なし** 自力で椅子や床上を動き，移動中十分に体を支える筋力を備えている．いつでも，椅子や床上で良い体位を保つことができる．	

* ©Braden and Bergstrom. 1988　訳：真田弘美（東京大学大学院医学系研究科）／大岡みち子（North West Community Hospital. IL.U.S.A.）

褥瘡の予防

❶ 体圧分散用具・寝具

エアマット
長所：マット内圧の調整が可能，低圧を保持できる．
短所：安定感が得にくい，パンクの危険やモーター音がある，圧切り替え時に不快感がある．

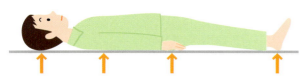

一部しか接触していない ➡ 体圧が集中する

ウレタンフォーム
長所：圧分散効果が高い，安定感がある，電気が不要．
短所：圧調整ができない，低反発により沈み込みやすい，水に弱い，るい痩が著明な患者さんや中等度以上の病的骨突出のある患者さんには不向き．

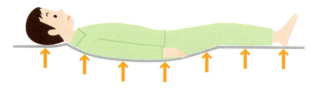

接触面積を広くする ➡ 体圧が分散する

❷ 体位変換

● 基本的に最低2時間を超えない範囲で体位変換を行う．

● 褥瘡部の圧迫を避け，患部への血流を阻害させないように，褥瘡のある部位に圧迫が加わる体位を避ける．

❸ ポジショニング

■ 30°側臥位

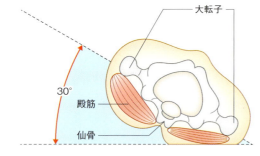

30°以上の側臥位にすると，大転子部への圧迫が大きくなる．

■ 90°ルール

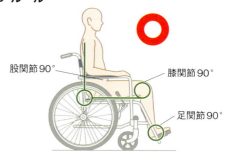

座面と大腿後面の接触面積を広げるために，90°ルールを基本とする．

❹ 摩擦・ずれ

● 30°以上の頭側挙上では，背中や仙骨部への圧迫と摩擦，ずれが生じる．

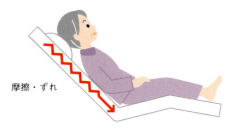

頭側を30°以上挙上すると摩擦・ずれが生じる．

● 頭側挙上をする場合，頭側挙上後に背抜きを行い，圧やずれを解消する．

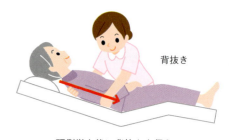

頭側挙上後に背抜きを行う．

❺ スキンケア
- 全身の皮膚の観察，皮膚の汚染・湿潤・摩擦・ずれの予防を行う．

❻ 栄養ケア
- バランスの良い食事が摂取できているか，栄養管理を行う．
- 低栄養の回避・改善は，褥瘡予防・治療の基本であり，栄養状態をアセスメントすることが重要である．

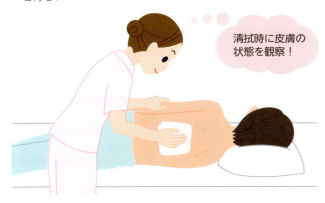

清拭時に皮膚の状態を観察！

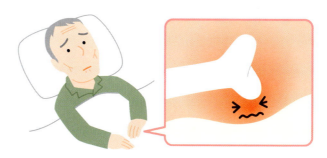

るい瘦・低栄養の患者さんは褥瘡のリスクが高い！

褥瘡の処置

❶ 褥瘡周囲の処理
- 洗浄剤を用いて洗うが，褥瘡部に洗浄剤がつかないように気をつける．
- 周囲の洗浄剤を不織布やタオルで拭き取り，微温湯で洗い流す．

❷ 褥瘡部の処理
- 洗浄ボトルを用いて，**生理食塩水**または**水道水のぬるま湯**で洗う．洗浄剤は使わない
- 洗浄後は乾いた不織布でやさしく拭きとる．
- 肉芽形成が阻害されるため，**消毒薬は用いない**．

❸ 創の処置
- 洗浄薬剤を塗布し，**ドレッシング材で被覆する**（薬剤・ドレッシング材は医師の指示による）．

■ 褥瘡部の洗浄

生理食塩水または水道水のぬるま湯

■ 創の処置 ○と×

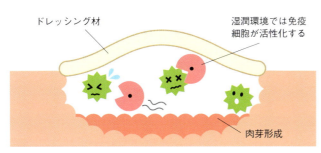

ドレッシング材／湿潤環境では免疫細胞が活性化する／肉芽形成

○ ドレッシング材で被覆し清潔な湿潤環境を保つと，肉芽形成が促進される

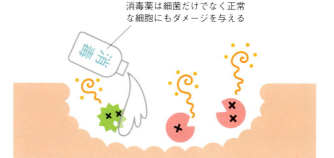

消毒薬は細菌だけでなく正常な細胞にもダメージを与える

× 消毒薬を使用すると肉芽形成が阻害される

解いてみよう！ 関連国試過去問題

第99回 午前45

米国褥瘡諮問委員会〈NPUAP〉の分類で深達度がⅡ度の褥瘡に対するケアで適切なのはどれか．

1. 水疱はつぶす．
2. 流水で洗浄する．
3. 創面の乾燥を保つ．
4. 局所のマッサージをする．

正答 2

【解説】
米国褥瘡諮問委員会〈NPUAP〉の分類で深達度Ⅱ度の褥瘡は，壊死組織を伴わない浅い開放潰瘍が形成されているか，水疱が形成されている状態である．感染を予防するために水疱はつぶさない．創面は生理的食塩水か水道水のぬるま湯を流しかけながら洗浄する．創面は清潔な湿潤環境を維持するため，ドレッシング材で被覆する．褥瘡面のマッサージを行うと組織の摩擦やずれにより組織損傷が生じる恐れがあるため，マッサージは行わない．

OHスケール

p.105で示したブレーデンスケールは，看護師が観察する6項目からなり点数評価するツールですが，若干評価が煩雑であるため，初心者にはなじまないかもしれません．

ブレーデンスケールより評価項目がよりシンプルな指標が，わが国で開発されたOHスケールです．評価項目も4つに絞られており，初心者にもきわめてわかりやすいスケールです．評価項目は右図の通りで，実用性が高いのが特徴です．

①～④をスコア化し，合計した点数により危険度が規定されます．危険度は1～3点が軽度，4～6点が中等度，7～10点が高度となります．患者さんごとにOHスケールを算定し，看護ケアを立案し，実行していきます．

OHスケール

①自力体位変換能力
　動ける：0点　どちらでもない：1.5点　動けない：3点

②病的骨突出
　正常：0点　軽度・中程度：1.5点　高度：3点

③浮腫（むくみ）
　なし：0点　あり：3点

④関節拘縮
　なし：0点　あり：1点

＊OHスケール：大浦・堀田スケール

死後の処置

死後の処置のPoint
- 患者さんの死の場面では，後に残される家族への精神的なケアを行わなければならない．
- 死者に対して配慮ある死後の処置とともに，家族が安心して十分に悲しみ，見送ることができるような援助を行う必要がある．

死後の処置を行うときの注意点

死後の処置の目的と注意点

- 死による変化を目立たせず，その人らしい姿で近親者と別れのときを過ごせるように，外観を整える．
- ご遺体からの感染の可能性を未然に防ぐ．
- 死の直後は，家族にとって患者さんはまだ生きているように感じている．敬意を持って，生きているときと同様に丁寧に行う．
- 死後の処置は看護師が行うが，家族の希望を確認して一部を一緒に行ってもらう場合もある．
- 死後の処置にかける時間は，死後硬直が始まる死後2時間以内とする．
- 死後の処置に携わる看護師等は，ディスポーザブル手袋，プラスチックエプロンを着用する（スタンダードプリコーション）．
- 作業が終了し，ディスポーザブル手袋を外した後は，十分な手洗いをして手を乾燥させる．

医療器具抜去および抜去後の処置

- 身体に挿入されたチューブ類や装着されたモニターなどは，すべて取り外す．
- 挿入されたチューブ類を取り外す場合，家族は同席させないほうがよい．

❶ドレーン類
- 抜去後に十分吸引したのち，高分子吸収剤または青梅綿・ガーゼをドレーン挿入部に詰め，縫合する．

❷点滴静脈注射ライン
- 注射針抜去後，血液をしぼり出してから防水性のドレッシング材を貼る．

❸気管挿管
- 気管チューブを抜去後，十分吸引してから高分子吸収剤または青梅綿・ガーゼを詰め，気管切開部を縫合する．
- 切開痕周囲の壊死などにより縫合が不可能な場合は，ガーゼで圧迫固定して防水性のドレッシング材を貼る．

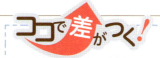

死後に用いるドレッシング材
★医療器具抜去部から血液が流出して着衣や寝具を汚染したり，体内ガスが放出したりするのを防ぐため，ドレッシング材と皮膚に隙間ができないように密着させます．

創傷の処置

❶注射針痕
- ガーゼを用いて圧迫固定を行うか，圧迫固定ガーゼをあて防水性のドレッシング材を貼る．

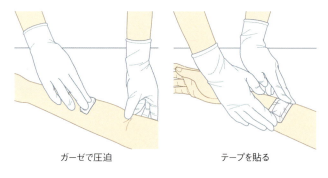

ガーゼで圧迫　　　テープを貼る

❷ストーマ
- 人工肛門，尿管皮膚瘻には専用のパウチを装着する．

❸褥瘡
- 湿性の体液及び膿のある創傷部は，十分なガーゼをあて防水性のドレッシング材を貼る．
- 広域に及ぶ深い褥瘡の場合，次亜塩素酸ナトリウム液0.5％を用いて体液・膿などを除去し，ガーゼなどで水分を十分取り除いてから褥瘡部分にガーゼを詰め，防水シートや紙おむつをあてる．

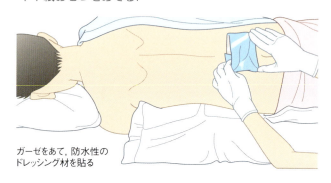

ガーゼをあて，防水性のドレッシング材を貼る

胃内容物・排泄物の処理

❶胃内容物
- 患者さんを側臥位にして口もとに膿盆を置き，上腹部を圧迫する．

❷排泄物
- 腹部を圧迫して尿と便を押し出し，搬送時の振動を考慮して，紙おむつをあてる（肛門が弛緩して汚物が流れ出てくる可能性があるため，確実に排泄させておく）．
- 排出後，排泄物が付着している場合は，次亜塩素酸ナトリウム液0.1％で清拭する．

鼻,口,耳,肛門,腟など腔部への詰め物

- 体内の分泌物が漏れ出るのを防ぐため，すべての孔・腔に詰め物をする．

❶鼻腔・口腔
- 顔と顔側面に防水シートをあて，側臥位にして血液・体液を排出したのち，仰臥位に戻す．その後，脱脂綿を用いて鼻腔・口腔内に残留する血液・体液を取り除いてから高分子吸収剤と脱脂綿を詰める．
- 出血や全身性浮腫がある場合は，顆粒または粉末状の高分子吸収剤を挿入する．

❷その他の腔部
- 高分子吸収剤がない場合は，青梅綿と脱脂綿を使用する．
- 最初に水分を吸収する脱脂綿を詰め，次に脱脂していない青梅綿を詰める．

口腔ケア・清拭

❶口腔ケア
- 腐敗抑制や口臭除去のため，次亜塩素酸ナトリウム液0.5％を用いて口腔の消毒を行う．
- 口腔にガーゼを入れ十分な量の消毒剤で口腔を満たす．
- 舌，歯，歯茎，口蓋，口腔粘膜などを先に入れたガーゼを用いて洗浄消毒する．
- ガーゼを用いて口腔内の汚れと汚染した消毒剤や水分を取り除く（次亜塩素酸ナトリウムの臭気は，40分ほどで消失する）．

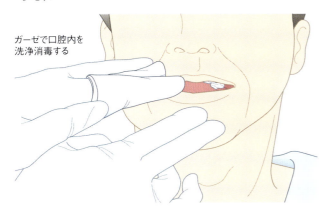

ガーゼで口腔内を洗浄消毒する

❷洗髪
- 終末期には洗髪ができない状態であったことが多く，頭髪や頭部が汚れていることが多いため，ケリーパッドなどを使用して洗髪を行う．

❸全身清拭
- 通常は微温湯（30〜40℃）で清拭する．
- 感染性疾患である場合，目視で湿性の血液・体液・排泄物などが付着している場合には，次亜塩素酸ナトリウム液0.1％で消毒後，微温湯で清拭する．

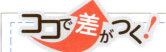

次亜塩素酸ナトリウム
★ 次亜塩素酸ナトリウムは，すべての微生物に抗微生物効果があり，有機物と反応すると食塩（NaCl）に変化し無害化します．環境に対しても問題のない消毒剤です．

身支度

❶寝衣
- T字帯をあて衣類を着せる．
- 和服の場合は襟を左前にし，ひもは縦結びにする．

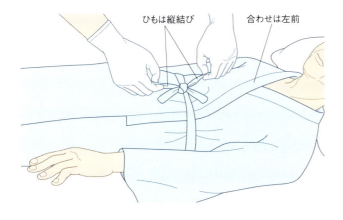

ひもは縦結び　合わせは左前

❷整容
- 唇は閉じ，枕は高くして開口を防ぐ．
- 顎がかみ合わない場合は，頭頂部から顎を包帯で硬直するまで巻いておく．
- 眼瞼が閉じない場合は，眼瞼と眼球の間に小さく切ったティッシュペーパーを入れて閉じさせる．

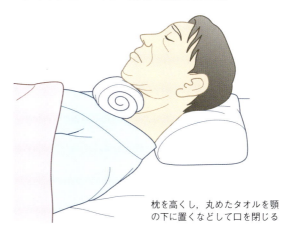

枕を高くし，丸めたタオルを顎の下に置くなどして口を閉じる

- 櫛を入れ，髪を整える．男性はひげを剃り，女性は化粧をする．
- 義歯は装着し，生前の容貌を整える．
- 歯茎が痩せて義歯が合わない場合は，含み綿で歯のない部分を補正して整える．

❸ **合掌**
- 心窩部の上で手と手を合わせ，左親指が身体につくように，左指を手前にして手を組ませる（信仰している宗教により手の組み方が異なることがあるため，家族に確認する）．

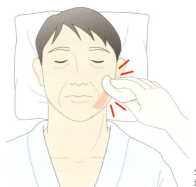

外傷がある場合，黄疸がある場合なども化粧でカバーする

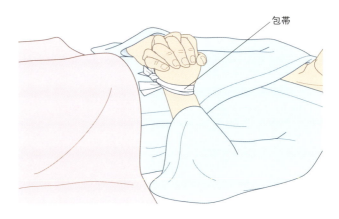

包帯

死後の処置時の家族に対するケア

- 患者さんの家族にとっては，患者さんの死を受け入れることは容易ではない．家族が自分たちの看取りのプロセスをよき物語として思い出に残し，その後の人生を前向きに生きていけるように支援する．
- 医師が死亡確認をしたことと死亡時刻を家族に告げ，医師と看護師ともに患者さん・家族に対して一礼する．
- 患者さん・家族の闘病・看病に対しての敬意，慰労を表す言葉をかける．とくに配偶者の死は最も強いストレスとされる．気持ちを受容するためには，そのつらさに共感した言葉をかける．
- 患者さんの死についての話題も避けず，安易な慰めは行わない．
- 同席した家族を残して退席し，家族に最後のお別れの時間を十分にとったのち，看護師が声をかけて死後の処置を始める．
- 霊安室では患者さんの生前の宗派や地域の慣習，個人や家族の希望によるお別れの儀式をする．
- 家族がお別れの時間を過ごしている間に，事務手続きをすませておき，死亡診断書は必ず手渡す．

解いてみよう！ 関連国試過去問題

第101回 午前39
死後の処置で適切なのはどれか．
1. 身体に挿入されたチューブ類は抜かずにガーゼで包む．
2. 鼻腔には最初に青梅綿を詰め，次に脱脂綿を詰める．
3. 和式着物のひもは縦結びにする．
4. 義歯は外して保管する．

正答　3

【解説】
死後の処置は，死による変化を目立たせず，その人らしい姿で近親者との別れの時を過ごせるように，ご遺体を清潔に美しく整えるものである．身体に挿入されたチューブ類はすべて取り外す．体内の分泌物が漏れ出るのを防ぐため，すべての孔に詰め物をする．最初に水分を吸収する脱脂綿を詰め，次に脱脂していない青梅綿を詰める．和式着物は襟を左前にし，ひもは縦結びにする．義歯は装着し，生前の容貌を整え，女性の場合は化粧を施す．
身体に挿入されたチューブ類を除去する際，家族は同席させない方がよい．唇は閉じ，枕は高くして開口を防ぐ．死亡後2時間以内に，死後硬直が開始する前に行う．口腔内・鼻腔内を十分吸引し，綿棒などで清拭し，顔面や全身も清拭する．

第102回 午前39
Aさん（50歳，男性）は，心筋梗塞で病院に緊急搬送されたが，2時間後に死亡した．Aさんの家族は突然の出来事で混乱している．Aさんの家族への対応で最も適切なのはどれか．
1. 死後の処置への家族の同席を断る．
2. Aさんと家族だけの時間をつくる．
3. Aさんの死についての話題は避ける．
4. 心筋梗塞による死亡は多いと慰める．

正答　2

【解説】
患者の死の場面では，死者に対しての配慮ある死後の処置とともに，あとに残された家族が安心して十分に悲しみ見送ることができるように支援する．死後の処置は看護師が行うが，家族の希望を確認して一部を一緒に行わせてよい．患者の家族が，自分達の看取りのプロセスをよき物語として思い出に残し，その後の人生を前向きに生きていけるように，お別れの時間を十分にとる．患者の死についての話題も避けず，安易な慰めは行わない．

索引

数字・欧文

12誘導心電図検査	37
1秒率	43
1秒量	43
24時間蓄尿	57
Ⅱ度房室ブロック（モビッツⅡ型）	36
30°側臥位	106
90°ルール	106
Bq	14
central line associated bloodstream infection	99
CLABSI	99, 100
CO_2ナルコーシス	84
computed tomography	15
CT	15
CT検査	15, 29
DESIGN®	104
DESIGN-R®褥瘡経過評価用ツール	104
FEV_1	43
FEV_1%	43
FVC	43
Gy	14
intravenous hyperalimentation	99
IVH	99
JIS基準	80
MRI	18
MRI検査	18, 29
MRI検査に伴う医療事故	21
MRIの原理	18
MRI用造影剤	12
NPUAP分類	104
OHスケール	108
PET	22, 29
PO_2	42
Positron Emission Tomography	22
PQ時間	30, 32, 33
P波	30, 32, 33
QRS波	30, 32, 33
QT時間	30, 32, 33
R-R間隔	32
radioisotope	22
RI	22
RIアンギオ（血管造影）	24
RI検査	22
SaO_2	40
PaO_2	82
Single Photon Emission Computed Tomography	22
SO_2	42
SPECT	22, 29
SpO_2	40, 82
ST部	32, 33
Sv	14
T波	32, 33
VC	43
WPW症候群	36
X線	9, 26
X線検査	9, 28
α（アルファ）波	53
β（ベータ）波	53
δ（デルタ）波	53
θ（シータ）波	53
%VC	43
%肺活量	43

あ

アイソトープ検査	22
アダムス・ストークス発作	36
アップル・コアサイン	11
アナフィラキシーショック	12
一次治癒	101
医療事故	64
医療法	80
医療法施行規則	80
ウレタンフォーム	106
エアマット	106
栄養ケア	107
エコー	6, 28
塩化カリウム製剤	96
炎症期	101
炎症の4徴	102

か

核医学検査	22, 29
加湿	83
カテーテル尿	56
カフ圧	85
下部消化管内視鏡検査	45
カラードップラー	7
環境基本法	80
環境の調整	80
肝生検	74, 75
肝胆道シンチグラフィ	24
眼底検査	51
冠動脈造影	11
ガンマカメラ	23
気管支内視鏡検査	48
気管内吸引	87

気管内挿管……………………85	抗コリン作用…………………51	酸素解離曲線……………42, 82
気管内チューブ………………85	抗コリン薬………………46, 51	酸素吸入………………………82
基準値…………………………77	甲状腺シンチグラフィ……23, 24	酸素中毒………………………84
起床時尿………………………57	甲状腺タリウムシンチグラフィ…24	酸素テント……………………83
寄生虫・原虫検査……………59	甲状腺超音波検査………………7	酸素分圧………………………42
吸引圧…………………………87	拘束性換気障害………………44	酸素飽和度……………………42
吸引圧制御ボトル……………90	後腸骨稜穿刺…………………71	酸素ボンベ……………………85
吸着事故………………………20	喉頭内視鏡検査………………48	酸素マスク……………………83
胸腔穿刺………………………67	高二酸化炭素血症……………84	散瞳作用………………………47
胸腔ドレナージ………………89	抗不安薬………………………46	散瞳薬…………………………51
凝固・線溶系検査……………60	呼吸機能検査……………40, 43	三連結式システム……………90
胸骨穿刺………………………71	呼吸困難感……………………42	次亜塩素酸ナトリウム………111
胸水……………………………66	呼吸の管理……………………82	シーベルト……………………14
胸部CT検査…………………16	黒色便…………………………58	磁気共鳴画像……………18, 29
胸部MRI検査…………………19	骨シンチグラフィ………23, 24	色素散布………………………47
胸部誘導………………………38	骨髄液…………………………66	子宮卵管造影…………………11
鏡面像…………………………10	骨髄シンチグラフィ…………24	刺激伝導系……………………30
局所麻酔………………………49	骨髄穿刺………………………71	死後の処置……………………109
駆血帯…………………………62	骨盤MRI検査…………………19	四肢MRI検査…………………19
グレイ…………………………14	コリン作動薬…………………51	自然尿…………………………56
経静脈栄養法…………………99	コンピューター断層撮影……15, 29	自動能…………………………30
経腟超音波検査…………………7		尺側皮静脈……………………62
頸動脈超音波検査………………7	**さ**	上室性期外収縮………………34
経皮的肝生検…………………74	細菌検査………………………56	上部消化管造影………………11
経皮的動脈血酸素飽和度……40, 82	採血時間………………………61	上部消化管内視鏡検査………45
血液検査………………………60	採血部位………………………62	褥瘡……………………………103
血液一般検査…………………60	採血方法………………………61	褥瘡好発部位…………………103
血液製剤………………………95	在宅酸素療法…………………82	褥瘡の処置……………………107
血管外漏出……………………96	採尿方法………………………56	褥瘡の評価……………………104
血球検査………………………60	細胞診検査……………………56	褥瘡の予防……………………106
建設基準法……………………80	砂嚢……………………………75	褥瘡発生の危険因子…………103
検体の保存……………………63	坐薬……………………………95	初尿……………………………56
建築物衛生法…………………80	残気量…………………………43	シリンジ採血…………………61
抗凝固剤………………………61	三次治癒………………………101	心筋血流シンチグラフィ……23, 24

索引

心筋梗塞シンチグラフィ………… 24
真空管採血の順序……………… 61
真空管採血の手順……………… 63
心室細動………………………… 35
心室性期外収縮………………… 35
滲出性腹水（炎症性）…………… 69
腎シンチグラフィ………………… 24
腎生検……………………… 74, 75
心静止…………………………… 35
心臓超音波検査………………… 7
心臓超音波検査時の体位……… 8
シンチカメラ…………………… 23
シンチグラフィ……………… 22, 29
心電図検査……………………… 30
振盪保存………………………… 95
心拍数…………………………… 33
心房細動………………………… 34
心房細動（頻脈性）……………… 36
心房粗動………………………… 36
随時尿…………………………… 57
膵胆管造影……………………… 12
水封室…………………………… 90
水溶性基剤……………………… 95
水様便…………………………… 58
スキンケア……………………… 107
スクイージング………………… 88
ステロイド……………………… 96
スパイログラム……………… 43, 44
スパイロメーター……………… 43
スパイロメトリー………………… 43
生化学・血清検査……………… 60
生検……………………………… 46
成熟期…………………………… 102
正常値…………………………… 77

脊髄造影検査…………………… 70
脊椎・脊髄MRI検査…………… 19
穿刺液…………………………… 66
穿刺液検査……………………… 66
全部尿…………………………… 56
造影CT検査…………………… 15
造影X線検査……………… 9, 11, 28
造影剤……………………… 12, 17, 20
造影剤の副作用………………… 12
双極肢誘導……………………… 37
創傷処置………………………… 101
創傷の治癒過程………………… 101
創傷の治癒形式………………… 101
増殖期…………………………… 102
早朝尿…………………………… 57
即時性副作用…………………… 12
組織検査………………………… 74

た

タール便………………………… 58
体圧分散用具・寝具…………… 106
体位ドレナージ………………… 87
体位変換………………………… 106
ダイリュータ…………………… 83
多尿……………………………… 57
単極肢誘導……………………… 37
単純CT検査…………………… 15
単純X線検査……………… 9, 10, 28
探触子…………………………… 7
遅延性副作用…………………… 12
中間尿…………………………… 56
中心静脈栄養法………………… 99
中心静脈カテーテル…………… 99

中心静脈カテーテル関連血流感染症
………………………… 99, 100
肘正中皮静脈…………………… 62
注腸造影………………………… 11
超音波検査…………………… 6, 28
調律（リズム）…………………… 33
低酸素血症………………… 42, 82
定性検査………………………… 56
定量検査………………………… 56
電極装着部位……………… 31, 37, 38
点滴静脈内注射………………… 96
橈側皮静脈……………………… 62
頭部CT検査…………………… 15
頭部MRI検査…………………… 19
動脈血酸素飽和度……………… 40
動脈血酸素分圧………………… 82
努力肺活量……………………… 43
ドレッシング材…………… 100, 107
ドレッシング材の交換…… 99, 100
ドレナージバッグ…………… 90, 91

な

内視鏡検査……………………… 45
内用療法………………………… 27
肉芽形成期……………………… 102
二次治癒………………………… 101
ニボー像………………………… 10
乳腺MRI検査…………………… 19
乳房超音波検査………………… 7
尿検査…………………………… 56
尿閉……………………………… 57
尿量……………………………… 57
ネームバンド…………………… 64
粘血便…………………………… 58

脳血流シンチグラフィ 23,24	腹部MRI検査 19	無脈性心室頻拍 35
脳死判定 53	腹部超音波検査 6	無脈性電気活動(PEA) 35
脳脊髄液 66	腹部超音波検査時の体位 8	免疫血清検査 60
脳脊髄液採取 70	ブレーデンスケール 105	モニター心電図検査 30
脳槽シンチグラフィ 24	フローボリューム曲線 44	モンロー・リヒター線 68
脳波検査 53	分杯尿 56	
脳波電極の装着 54	閉塞性換気障害 44	**や**
	ベクレル 14	有形軟便 58
は	便検査 58	輸液セットの交換 99
パーカッション 88	便潜血検査 59	輸血の副作用 95
肺うっ血 86	ベンチュリーマスク 83	油脂性基剤 95
排液ボトル 90	便の性状 58	用手的呼吸介助法 88
肺活量 43	膀胱穿刺尿 56	腰椎穿刺 70
肺換気シンチグラフィ 24	膀胱内視鏡検査 49	陽電子 22
肺気量分画 43	放射性医薬品 25	ヨードカプセル 25
肺血流シンチグラフィ 24	放射性医薬品による被曝の防止 26	ヨード造影剤 12
肺シンチグラフィ 24	放射性同位体 22, 26	ヨードを含む食品 25
排痰法 88	放射性ヨード 25	翼状針 61
バイブレーション 88	放射線管理区域 27	与薬 94
白色便 58	放射線の単位 14	与薬の禁忌 96
鼻カニューラ 83	放射線被曝防御の三原則 14	
パルスオキシメーター 41	乏尿 57	**ら**
左前 111	ポジショニング 106	ラジオアイソトープ 22
皮膚壊死 96	ポジトロン 22	リザーバー付マスク 83
病院設備設計ガイドライン 80	発作性上室性頻拍 36	硫酸バリウム 12
病室環境 80		療養環境 81
頻尿 57	**ま**	冷所保存 95
腹腔鏡下肝生検 74	摩擦・ずれ 106	レスキュードーズ 94
腹腔穿刺 68	麻薬 94	漏出性腹水(非炎症性) 69
副交感神経作動薬 51	麻薬及び向精神薬取締法 94	
腹水 66, 68	麻薬性鎮痛薬 96	
腹水の性状 69	麻薬の管理 94	
腹水排液 68	ミエログラフィ 70	
腹部CT検査 16	無尿 57	

メモ

メモ

Nursing Canvas Book 8
臨地実習でよく出会う！看護師国試で問われる！
生体検査・検体検査・看護技術

2016年11月5日　　初　版　第1刷発行

監　　修　　杉本　由香
発 行 人　　影山　博之
編 集 人　　向井　直人

発 行 所　　株式会社 学研メディカル秀潤社
　　　　　　〒141-8414　東京都品川区西五反田2-11-8

発 売 元　　株式会社 学研プラス
　　　　　　〒141-8415　東京都品川区西五反田2-11-8

印刷・製本所　凸版印刷株式会社

この本に関する各種お問い合わせ先
【電話の場合】
● 編集内容についてはTel 03-6431-1231（編集部）
● 在庫，不良品（落丁，乱丁）についてはTel 03-6431-1234（営業部）
【文書の場合】
● 〒141-8418　東京都品川区西五反田2-11-8
　　　　　　　学研お客様センター
　　　　　　　『臨地実習でよく出会う！看護師国試で問われる！
　　　　　　　生体検査・検体検査・看護技術』係

©Y. Sugimoto 2016. Printed in Japan
● ショメイ：ナーシングキャンパスブックハチ　リンチジッシュウデヨクデアウ！
　カンゴシコクシデトワレル！セイタイケンサ・ケンタイケンサ・カンゴギジュツ
本書の無断転載，複製，複写（コピー），翻訳を禁じます．
本書を代行業者等の第三者に依頼してスキャンやデジタル化することは，たとえ個人や家庭内の利用であっても，著作権法上，認められておりません．
本書に掲載する著作物の複製権・翻訳権・上映権・譲渡権・公衆送信権（送信可能化権を含む）は株式会社学研メディカル秀潤社が保有します．

JCOPY〈(社)出版者著作権管理機構委託出版物〉
本書の無断複写は著作権法上での例外を除き禁じられています．複写される場合は，そのつど事前に，(社)出版者著作権管理機構（電話 03-3513-6969，FAX 03-3513-6979，e-mail：info@jcopy.or.jp）の許可を得てください．

本書に記載されている内容は，出版時の最新情報に基づくとともに，臨床例をもとに正確かつ普遍化すべく，著者，編者，監修者，編集委員ならびに出版社それぞれが最善の努力をしております．しかし，本書の記載内容によりトラブルや損害，不測の事故等が生じた場合，著者，編者，監修者，編集委員ならびに出版社は，その責を負いかねます．
また，本書に記載されている医薬品や機器等の使用にあたっては，常に最新の各々の添付文書や取り扱い説明書を参照のうえ，適応や使用方法等をご確認ください．
　　　　　　　　　　　　　　　　　　　　株式会社 学研メディカル秀潤社